FONOAUDIOLOGIA E EDUCAÇÃO

Dados Internacionais de Catalogação na Publicação (CIP)
(Câmara Brasileira do Livro, SP, Brasil)

Berberian, Ana Paula
Fonoaudiologia e educação : um encontro histórico / Ana Paula Berberian. – 2. ed. rev. – São Paulo : Plexus, 2007.

Bibliografia.
ISBN 10 85-85689-79-X
ISBN 13 978-85-85689-79-7

1. Distúrbios da comunicação 2. Distúrbios de linguagem 3. Educação – Brasil – História 4. Fonoaudiologia – Brasil – História 5. Política lingüística – Brasil I. Título.

06-8462   CDD-306.44981

Índice para catálogo sistemático:

1. Brasil : Fonoaudiologia e educação:
   Política lingüística : Sociologia   306.44981

Compre em lugar de fotocopiar.
Cada real que você dá por um livro recompensa seus autores
e os convida a produzir mais sobre o tema;
incentiva seus editores a encomendar, traduzir e publicar
outras obras sobre o assunto;
e paga aos livreiros por estocar e levar até você livros
para a sua informação e seu entretenimento.
Cada real que você dá pela fotocópia não autorizada de um livro
financia o crime
e ajuda a matar a produção intelectual de seu país.

FONOAUDIOLOGIA E EDUCAÇÃO
Um encontro histórico

Ana Paula Berberian

FONOAUDIOLOGIA E EDUCAÇÃO
Um encontro histórico
Copyright © 1995, 2007 by Ana Paula Berberian
Direitos desta edição reservados por Summus Editorial

Editora executiva: **Soraia Bini Cury**
Assistentes editoriais: **Bibiana Leme e Martha Lopes**
Capa: **Ana Lima**
Diagramação: **Acqua Estúdio Gráfico**
Fotolitos: **Casa de Tipos**

Plexus Editora
Rua Itapicuru, 613, 7º andar
05006-000 São Paulo SP
Fone (11) 3872-3322
Fax (11) 3872-7476
http://www.plexus.com.br
e-mail: plexus@plexus.com.br

Atendimento ao consumidor:
Summus Editorial
Fone (11) 3865-9890

Vendas por atacado:
Fone (11) 3873-8638
Fax (11) 3873-7085
e-mail: vendas@summus.com.br

Impresso no Brasil

Agradecimentos

Desde a primeira edição deste livro, em 1995, até o presente momento, tive o prazer de compartilhar reflexões acerca de seu conteúdo com fonoaudiólogos de diferentes regiões do país, especialmente envolvidos com a formação e a pesquisa. As significativas repercussões e os calorosos debates ainda provocados em torno da análise das condições histórico-sociais da constituição das práticas fonoaudiológicas no Brasil revelam a contemporaneidade e a pertinência de tal temática. Enfim, aos interlocutores deste livro devemos a motivação para organizar sua segunda edição.

Não poderia deixar de ressaltar o privilégio de ter sido orientanda de Maria Antonieta Antonacci na ocasião do mestrado e do doutorado, pois, além de ter me introduzido de forma tão apaixonada e comprometida na prática de pesquisa, ela me revelou o sentido de uma abordagem histórico-social.

Uma lembrança carinhosa aos amigos que acompanharam e participaram da organização da primeira edição deste livro e àqueles cuja presença tem sido fundamental na construção de minha trajetória profissional e pessoal.

Aos meus familiares não há palavras que expressem o quanto lhes sou grata. Por último, agradeço ao Daniel e à Helena pela serenidade e pelo amor que me confortam.

Ana Paula Berberian

Uma obra particular acaba sendo uma contribuição para um corpo de obras; os detalhes de uma vida fazem parte de uma história de vida; uma história de vida individual parece incompreensível separada da história social, econômica e cultural; e a vida de uma sociedade é a soma das "condições que nos precedem".

(Susan Sontag, *A vontade radical*)

Sumário

Prefácio à nova edição 11
Prefácio 15
Introdução 19

1. A uniformização da língua e a unidade nacional 33
   O mesmo homem, a mesma língua: a língua pátria 37
   A simplificação da língua 52

2. A institucionalização dos distúrbios e dos atendimentos
   especializados 59
   A educação como método moralizador................................ 61
   A escola higiênica: a clínica na escola................................. 74

3. Distúrbios da linguagem: um sintoma da doença social 81
   Da questão política das variações dialetais ao campo científico
   dos distúrbios da comunicação 82
   Um novo campo para a ciência: o especialista dos erros da
   palavra e da higienização do som 101

Pré-história ou história? 117

Referências bibliográficas 125
Fontes 125
Obra citadas 129

Prefácio à nova edição

A reedição do livro de Ana Paula Berberian, uma década depois da primeira publicação, expressa o reconhecimento do campo fonoaudiológico em relação à importância e ao vigor da pesquisa empreendida pela autora na busca da historicidade da fonoaudiologia, especialmente na cidade de São Paulo. Berberian cumpriu seu intuito de oferecer à fonoaudiologia a possibilidade de conhecer e acompanhar *quando*, *como* e *por que* esta foi engendrada, contribuindo de forma singular para a superação da ingênua e equivocada idéia de que ela havia se iniciado, na década de 1960, com a criação dos primeiros cursos superiores de formação profissional no Brasil.

A autora põe à mostra que a fonoaudiologia estruturou-se a partir de interesses políticos do Estado Novo por meio de práticas disciplinadoras da linguagem. A ideologia nacionalista apregoava que a língua deveria garantir a unificação da nação e o conseqüente progresso do país. A criação da "língua pátria" mobilizou professores, filólogos e intelectuais do período. Variantes dialetais foram entendidas como "vícios e defeitos" que deveriam ser eliminados do falar popular.

Com base no entrecruzamento de discursos e documentos do período pesquisado – as décadas de 1920 a 1940 –, Berberian analisa de forma rigorosa medidas higienistas e moralizadoras voltadas à saúde, à educação e à cultura de determinados grupos – especialmente direcionadas aos imigrantes – que incluíam a língua. A Saúde Escolar, por meio da ação de seus especialistas – médicos, psicólogos e professores –, deveria identificar e tratar as crianças cujo falar violasse as regras da língua nacional, tendo sido os professores identificados como os mais aptos para "correção de fala". Configurou-se o perfil do especialista em erros da palavra, culminando 40 anos depois com a criação dos primeiros cursos de formação acadêmica no Brasil – Universidade de São Paulo.

O conhecimento da historicidade da fonoaudiologia, fruto fundamental do trabalho de Berberian, alicerçou e ampliou a extensão da reflexão sobre a construção conceitual e as terapêuticas em fonoaudiologia, sendo na atualidade referência tanto em estudos e pesquisas do campo fonoaudiológico quanto na formação acadêmica de futuros profissionais.

Além do mérito de apresentar os alicerces históricos de práticas sociais que culminaram com a institucionalização da formação profissional em fonoaudiologia, a pesquisadora ofereceu a possibilidade de conhecer e compreender as relações históricas estabelecidas entre a fonoaudiologia e a educação, apontando a gênese de práticas fonoaudiológicas de intervenção no âmbito escolar que, assentadas em uma visão preventiva e reabilitadora dos chamados "vícios e defeitos de fala", corroboraram com a medicalização do ensino em nosso país, cumprindo um papel político bastante duvidoso no que diz respeito aos atores envolvidos no processo ensino-aprendizagem: o aluno e o professor. Nesse sentido, o trabalho de Berberian é fonte não só de fonoaudiólogos, mas de todos aqueles que se comprometem com a transformação da educação.

Entendo que, ao oferecer subsídios para o conhecimento dos determinantes históricos que marcaram o início da prática fonoaudiológica brasileira, Berberian reafirmou a premissa do historiador e jornalista brasileiro Oscar Pilagallo de que "toda história é contemporânea: o passado só faz sentido se visto através da lente do presente e à luz de seus problemas. Sem diálogo entre eventos transcorridos e emergentes, não há história – há apenas uma seqüência de fatos sem significado especial". Berberian trouxe à tona o diálogo entre eventos transcorridos e emergentes, assumiu o compromisso com a consolidação de um campo de conhecimento e de uma práxis e, sobretudo, aceitou, nas palavras de Pilagallo, que "escrever sobre a história enquanto ela acontece implica um risco inescapável. Quanto menor a distância em relação ao fato, mais difícil distinguir o perene do efêmero".

O livro não se restringe ao entrecruzar dos múltiplos tempos que compõem a história da fonoaudiologia, mas se projeta em perspectiva, o que o torna leitura instigante para a formulação dinâmica, aberta e inacabada, que caracteriza a produção de conhecimento. Berberian sabe que são, nas palavras da psicóloga social Ecléa Bosi: *o dia-a-dia das oficinas escuras da investigação, esses fundos de quintal onde se trabalha duro, mas onde ninguém vai depois que a casa está arrumada,* o lócus de todo pesquisador comprometido com seu objeto. A trajetória profissional e a produção de outras significativas publicações da Profa. Dra. Ana Paula Berberian permanecem expressando a sua genuína dedicação à consolidação de um campo de conhecimento cuja práxis esteja absolutamente comprometida com seus possíveis destinatários, sejam eles alunos, colegas e, sobretudo, aqueles a quem são dirigidas suas intervenções.

O livro de Berberian é um belo trabalho que permanece convidando o leitor a novos e inigualáveis comprometimentos.

Denise de Oliveira Teixeira
Professora do curso de Fonoaudiologia
da Pontifícia Universidade Católica de São Paulo

Prefácio à primeira edição

Em 1961, prefaciando *Os condenados da terra*, livro no qual o psiquiatra negro Frantz Fanon denuncia a barbárie do colonialismo francês na Argélia, Jean-Paul Sartre chamava a atenção para o poder da imposição da língua do colonizador como instrumento de domesticação do colonizado. À voz assim adquirida Sartre deu o nome de *mordaça sonora*. É dessa perspectiva que Ana Paula Berberian faz, com rara lucidez, a crítica de um fazer profissional, desvelando-o como prática política que, ao impor modos de falar, amordaça a palavra afinada com a vivência da opressão.

A realização dessa tarefa desmistificada requer uma mudança drástica do olhar do pesquisador: é a adesão a uma perspectiva histórica de homem e sociedade que permite compreender que as culturas dominante e dominada e as relações tensas que se estabelecem entre elas não independem das relações sociais de produção; antes, são engendradas no bojo do embate surdo ou manifesto dos interesses inconciliáveis das classes em confronto.

Assumindo esse ângulo de visão, Berberian faz saber aos fonoaudiólogos que a ciência não é neutra, que o conhecimento não é desinteressado, e que a maneira mais fecunda de esclarecer o compromisso que subjaz a uma área de conhecimento é, como ela mesma diz, "compreender as razões históricas" que a constituem. Essa postura tem na retaguarda nomes fundamentais, como Henri Lefèbvre, que em *Lógica formal/lógica dialética* advertia para os descaminhos da história do conhecimento que se atém a discussões abstratas dos sistemas, sem buscar suas bases materiais, e fica impossibilitada de fazer uma *história social das idéias*.

Ao contrário da história oficial da fonoaudiologia, este livro vai em busca da raiz dessa especialidade, "define os seus compromissos sociais e históricos, localiza a perspectiva que a construiu, descobre a maneira de pensar e interpretar a vida social da classe que apresenta esse conhecimento como universal", em consonância com a definição de *crítica* que José de Souza Martins registra no Prefácio de *Sociologia e sociedade*. Só assim a autora pôde mostrar aos que se dedicam cotidianamente ao ensino e à prática da fonoaudiologia que a história dessa profissão não começa na década em que foram criados os cursos universitários especializados, mas muito antes, nas décadas de 1920, 1930 e 1940, no calor da luta de classes que marcou a Primeira República e o Estado Novo, quando a homogeneização da língua, por meio da escola e de seus especialistas, visava ao controle social, ao disciplinamento de corpos e mentes de imigrantes e nativos pobres, à desmobilização política, em nome de uma idéia abstrata de nação, mas de fato a serviço do capital.

A desqualificação pela ciência dos povos colonizados e dos trabalhadores pobres nas sociedades capitalistas industriais tem início no século XIX e se consolida no século XX. Iniciada pela biologia – convém não esquecer o racismo científico –, encontrou acolhida nas teorias das ciências humanas e sociais, que se encarregaram de fazer parecer natural o que é social, o que é produzido historicamente. O mito da natureza primitiva, atrasada, da cultura dos explorados é antigo e contém o mito de sua *deficiência de linguagem*, crença que atingiu o apogeu no interior da conhecida "teoria da carência cultural", forjada nos Estados Unidos nos anos 1960 como resposta da ciência aos clamores de igualdade das chamadas minorias étnicas. Naquela época, psicólogos, lingüistas e fonoaudiólogos desempenharam importante papel político conservador, ao diagnosticar e "curar" a fala de crianças negras e latino-americanas com dificuldades de escolarização (na verdade, impostas pela discriminação, pelo preconceito e por uma escola de má qualidade), pela "modelagem" e modificação de seu comportamento verbal segundo as técnicas da *behavioral science*. No Brasil, foi grande a produção acadêmica nessa mesma direção, cuja influência se faz sentir ainda hoje nas práticas de ensino e avaliação nas escolas públicas brasileiras.

Há, no entanto, vozes dissonantes nos meios onde se produz o discurso científico supostamente acima de qualquer suspeita. Menciono três: a produção do lingüista da Unicamp Luiz Carlos Cagliari, em especial o artigo "O príncipe que virou sapo", no qual ele desmonta um a um os pressupostos que têm norteado a prática dos profissionais da alfabetização e dos "distúrbios da linguagem" que não são distúrbios; os trabalhos de Ecléa Bosi, com destaque para o artigo "Problemas ligados à cultura das classes pobres", no qual ela alerta para a importância dos recursos expressivos da fala do oprimido e para a sua relação com as condições de vida na pobreza, bem como para as ciladas políticas contidas na imposição de um código lingüístico em detrimento de outro; *Fonoaudiologia e educação – Um encontro histórico*, de Ana Paula Berberian, que pela primeira vez na academia faz a crítica da fonoaudiologia e revela que, em se tratando de idéias profissionais, o que parece apolítico é profundamente político. Todos eles, evidentemente, sabem que o acesso à chamada "norma culta" é um direito das classes populares. A questão que se coloca aos educadores é como garantir esse direito sem que se configure uma violência simbólica, sem que o oprimido tenha de renegar sua classe e sua cultura, fazer o eco da voz dos dominantes, voltar-se contra os seus iguais.

Ana Paula Berberian analisa um caso no qual profissionais voltados para o "atendimento do homem" cumprem o papel de intermediários na produção de controle e de exclusão sociais que só interessam aos que se beneficiam da ordem social em vigor. Resta lembrar que eles não são impostores; são, isto sim, profissionais que foram destituídos das ferramentas intelectuais que lhes possibilitariam a crítica de sua profissão. Como diz Agnes Heller, "fazem história, mas não sabem disso"; sem perceber, somam com os que dominam, porque são "especialistas", isto é, portadores de um saber fragmentado que engendra técnicas neutras só na aparência. Felizmente, este livro vem a público para convidá-los à reflexão.

Maria Helena Souza Patto
São Paulo, agosto de 1995

Introdução

> Só perde o sentido aquilo que no presente não pode ser visado pelo passado.
> (Walter Benjamin, "Rua de mão única")

Prevalece no campo da fonoaudiologia a idéia de que sua prática, tal qual sua história, teve origem por volta de 1960, período em que foram institucionalizados os primeiros cursos universitários voltados para a formação de seus profissionais. Acredita-se que, a partir desse momento, os fonoaudiólogos, dotados de um crivo acadêmico-científico, passaram a caracterizar suas intervenções como práticas técnico-especializadas.

Contrapondo-se a essa idéia, a revisão das dimensões históricas da fonoaudiologia, desde o início do século XX, aponta para a emergência dessa profissão *alguns* anos antes da criação dos primeiros cursos universitários. Mais precisamente, pelo menos quarenta anos antes do período ao qual, para a maioria dos fonoaudiólogos, está associado o seu surgimento.

Essa divergência, que num primeiro momento pode parecer restrita à fixação de um período, configurando este estudo como descontextualizado e dispensável, no nosso entender revela, em vez de opção por uma ou outra época, formas distintas de se conceber *quando*, *como* e *por que* a fonoaudiologia surgiu entre nós. Essas formas assumem dimensões inteiramente diversas, caso consideremos como lógico, natural e inquestionável que a fonoaudiologia tenha se originado com a criação dos cursos universitários, ou que sua constituição se tenha feito pelos imperativos das formas de organização social. No primeiro caso, fica estabelecida uma relação de causalidade entre a formação acadêmica e o início da história da fonoaudiologia, atribuindo-se a ambas um caráter exclusivamente teórico-acadêmico. No segundo, leva-se em conta que todo marco histórico é precedido de um processo social, que pode se apresentar sobretudo em relação a atitudes, formas de condutas e relações sociais, decifráveis em livros, textos, documentos oficiais, técnicas, regulamentos, costumes, instituições etc.

Embora se encontrem registrados sinais que nos permitem historicizar o início das práticas fonoaudiológicas no Brasil desde o início do século XX, a década de 1960 é adotada como uma delimitação silenciadora a qualquer outra análise, deixando no esquecimento suas origens e sentidos histórico-sociais. Por essa razão é que pretendemos desenvolver uma postura crítica em relação aos marcos estabelecidos, não com o intuito de trabalhar na substituição de uma por outra cronologia, mas de problematizar dimensões da constituição histórica das práticas fonoaudiológicas como intervenções sociais e de situá-las nos contextos de tensões e lutas socioculturais em que foram gestados seus fundamentos, pressupostos e instrumentos de ação.

Além do silêncio, muitos fonoaudiólogos deparam com respostas superficiais quando indagados *a que* e *por que* veio a fonoaudiologia. Referimo-nos, fundamentalmente, a explicações mais freqüentes, tais como:

> A fonoaudiologia é uma disciplina que surgiu no Brasil no início da década de 1960, a partir da necessidade de reabilitação

de indivíduos portadores de distúrbios da comunicação. É natural, portanto, que sua primeira preocupação tenha sido a elaboração de um conjunto de terapêuticas aplicáveis às diversas patologias da linguagem. (Arantes; Rubino, 1991, p. 69)

Como pontuamos anteriormente, a visão de que o surgimento da fonoaudiologia coincidiu com o momento em que se estruturaram cursos especializados é aceita pela maioria, sem questionamentos. Articuladas a essa explicação, encontramos também algumas das posições predominantes sobre o porquê a fonoaudiologia surgiu: em decorrência da existência e pela necessidade de tratamento técnico-especializado de pessoas portadoras de distúrbios da comunicação.

A fragilidade dessas explicações se expressa à medida que, por meio da literatura ou de trabalhos acadêmicos, chega ao nosso conhecimento que muitas das doenças ou dos distúrbios da comunicação aos quais a fonoaudiologia dirige seu trabalho foram identificados e descritos e desencadearam preocupações e atitudes específicas em diferentes períodos da história da humanidade e, portanto, da nossa história (cf. Bueno, 1991; Januzzi, 1985). Isto é, doenças de linguagem foram captadas antes e não depois da formação acadêmica de fonoaudiólogos. O conhecimento a respeito de pessoas com perdas auditivas, com fissuras palatinas, com distúrbios articulatórios, gagueira etc. não se deu apenas por volta de 1960, tampouco esteve circunscrito exclusivamente a qualquer período.

Discordando dessa justificativa, entendemos que o surgimento da fonoaudiologia não se deve à doença em si, nem à necessidade de cura ou reabilitação pelas seqüelas ou limitações que, intrinsecamente, dela decorrem. As práticas fonoaudiológicas datam de um período situado historicamente, ou seja, quando o tratamento dos distúrbios da comunicação, articulado a uma série de iniciativas e interesses de grupos da sociedade, passou a ter um papel determinante nas formas de organização social.

Diante da precariedade das explicações e argumentações relativas ao surgimento da fonoaudiologia, lançamos olhares e atenções para contextos históricos nos quais conflitos socioculturais tivessem deixado registros de preocupações e intervenções em torno da língua, em suas modalidades oral e escrita. Desde a passagem para o século XX e, mais claramente, a partir de 1920, podemos acompanhar uma política sistemática de controle da linguagem, que apontou para a necessidade de estabelecer medidas para a sua padronização e normatização. Como parte dessas encontram-se, aliás, procedimentos voltados para avaliação e tratamento dos distúrbios da comunicação, em nome dos quais se justifica a origem da fonoaudiologia, porém não eram propriamente esses o principal alvo de tais medidas.

O discurso de homogeneização era dirigido aos indivíduos que apresentavam variações dialetais que caracterizavam a língua falada no país e eram acusados de *contaminar* a língua oficial do Brasil. Essas diferenças foram identificadas desde o final do século XIX, com a vinda das grandes levas de imigrantes nacionais e estrangeiros para as regiões de maior potencial e desenvolvimento industrial do país.

Torna-se patente que as campanhas ou medidas terapêuticas e reabilitativas, voltadas ao tratamento das *doenças*, em defesa da *saúde*, foram respostas às exigências criadas pela forma de desenvolvimento sociocultural daquele período. Mais do que uma preocupação direta com as doenças e com os doentes, ou com as conseqüências sociais sustentadas na presença e constatação do *ser doente* e do *estar doente*, tornou-se necessário discriminar, fixar e localizar os limites entre o normal e o patológico, o certo e o errado, o adequado e o desajustado; enfim, entre o eficiente e o ineficiente. A preocupação com a anormalidade estava, nesse sentido, comprometida com o controle da normalidade.

As explicações que atribuem a existência da fonoaudiologia e a formação especializada de seus profissionais a necessidades de tratamento das doenças da comunicação/fala/linguagem nos propõem, portanto, um domínio muito restrito das razões históricas da constituição desse campo profissional.

A elaboração de um currículo específico para a formação dos cursos acadêmicos dessa área só foi possível nos anos 1960, uma vez que, anterior a esse período, práticas e conhecimentos foram sistematizados. Portanto, esses, além de terem sido a base das diretrizes acadêmicas da formação do fonoaudiólogo, deram a sustentação para que seus profissionais, uma vez institucionalmente formados, pudessem consolidar as práticas de normatização da linguagem que vinham exercendo. Foi com o objetivo de atrelar práticas homogeneizadoras e disciplinadoras da língua a um discurso técnico-científico que os profissionais que atuavam na avaliação e no tratamento dos distúrbios da comunicação passaram a ter um *status* de especialistas.

E por ter sido essa, inicialmente, uma das principais razões que levaram à estruturação dos cursos é que podemos compreender, por exemplo, o fato de que os primeiros cursos de fonoaudiologia, ministrados na Pontifícia Universidade Católica de São Paulo (PUC-SP), tenham tido a duração, em 1961 e 1962, de apenas um ano letivo, passando a dois nos três anos seguintes. Parece-nos claro que os fonoaudiólogos formados nos cinco primeiros anos do curso da PUC-SP não adquiriram seus títulos, ou *status* de especialistas, em razão dos conhecimentos que lhes foram transmitidos academicamente. Um ou dois anos de curso não seriam suficientes para formar profissionais, tampouco uma especialidade com características até aquele momento inexistentes.

Consideramos, portanto, que os cursos universitários tiveram, durante os seus primeiros anos, fundamentalmente, o papel de legitimar e associar, na figura de um profissional especializado, as práticas de tratamento/reabilitação e controle da linguagem que vinham, havia algumas décadas, sendo difusamente desenvolvidas, ligadas tanto ao universo educacional como ao médico.

Dessa forma, as práticas fonoaudiológicas não são, naturalmente, resultantes do avanço e das descobertas científicas, visão presente, aliás, na fala daqueles que admitem identificá-las anteriormente à criação de seus cursos universitários no país:

> No Brasil, nossa referida disciplina científica data de vinte anos. Como técnicas particulares ela sempre existiu. Há e sempre houve no Brasil pessoas preocupadas com o problema de comunicação humana: entretanto só agora essa atividade está se definindo em nível científico sistematizado. Antes porém havia pessoal formado no estrangeiro em técnicas ortofônicas e outras, mas não usava efetivamente o título de fonoaudiólogo. (Amorim, 1982, p. 141)

Ao assumirmos a posição de que a origem das práticas fonoaudiológicas extrapola e ultrapassa os limites de formação acadêmica de seus representantes *oficiais*, realizada dentro ou fora do país, e de que razões históricas de sua constituição estão vinculadas a propostas políticas voltadas à educação, à saúde e à cultura, cabe-nos indagar as idéias cristalizadas em torno de seu surgimento. Dentre elas, a de que: "A fonoaudiologia é uma profissão jovem e o fonoaudiólogo, tal como a sua profissão, tem em média entre 25 e 35 anos de idade" (Freire et al., 1989, p. 106).[1]

---

1. Artigo publicado como resultado de uma pesquisa centrada em construir o perfil do fonoaudiólogo.

A representação, de ser a fonoaudiologia uma profissão *jovem* e/ou *nova*, tem servido para amenizar o desconforto provocado pela maioria dos conflitos e limites com os quais, cotidianamente, os fonoaudiólogos deparam, acreditando que, com o passar do tempo, esses serão resolvidos ou superados. Cabe ressaltar que tal representação está atrelada a uma noção do tempo como linear e progressivo.

Não podemos desconsiderar que o tempo é um importante fator de transformações; porém, isso não significa que ele possa ser, *a priori*, tomado como sinal de avanço ou evolução, tampouco de atraso. O *ser velho* não é uma garantia de certezas ou soluções, assim como o *ser jovem*, de indefinições e inconsistências. Contudo, não pretendemos fazer uma discussão conceitual, até chegarmos à conclusão sobre em quais desses adjetivos a fonoaudiologia se enquadra, pois tal discussão parte de estereótipos, ou seja, atribui ao ser jovem/novo ou velho/atrasado, ora como um bem ora como um mal, uma série de soluções para a superação de problemas e de contradições. Vale lembrar que discursos de políticos, que procuram se distinguir a partir das imagens do novo ou do velho, em vez de explicitar suas posições diante dos problemas sociais, têm servido antes para ocultá-las.

A exemplo, temos as Novas Repúblicas, sucessivamente, desde o fim do Império, substituindo as Velhas, com a promessa de deixarem para trás o atraso, como se esse fosse a causa das precárias condições de vida da população brasileira. Não obstante, em nome da preservação das tradições, a volta aos velhos hábitos e valores aparece como a solução dos problemas nacionais.

Essas considerações nos interessam, sobretudo, porque o período em que fixamos nossas atenções sofreu fortemente os efeitos da classificação entre o *velho* e o *novo*, desdobrando-se em outras dicotomias, como entre o empírico e o científico, o arcaico e o moderno. A passagem da Velha para a Nova República, em torno do marco vencedor de 1930, é exemplo de um apelo social acerca do *novo* e do caráter simbólico que os valores derivados desse procuram difundir. Era preciso impor a idéia de reconstrução social como uma forma de modernização e progresso do país, e as práticas de normalização da língua fizeram parte do projeto de construção de um Estado Nacional: o Estado Novo.

As conotações positivas ou negativas, que *a priori* os adjetivos *jovem* e *velho* apresentam nos discursos, também são usadas pelos fonoaudiólogos como uma forma de explicação e defesa dos seus valores e das suas concepções. Enquanto para alguns a identidade e os limites dessa profissão são determinados pelo fato de ser uma área *jovem*, para outros já é tempo de abandonar os *velhos* modelos, sob os quais a fonoaudiologia tem sustentado sua atuação, abrindo caminhos para a configuração de um *novo* fazer fonoaudiológico.

Essas formas de conceber a relação que o tempo estabelece com a identidade da fonoaudiologia convivem na diversidade, à medida que "são objeto de uma construção cujo lugar não é o tempo homogêneo e vazio, mas um tempo saturado de 'agoras'" (Benjamin, 1987a, p. 229). Assim, ao procurar definir a especificidade da fonoaudiologia, condição que para muitos só poderá ser plenamente atingida no futuro, fonoaudiólogos *esbarram* ou *enfrentam* conflitos e confrontos. Possuidores ou não de uma identidade, jovens ou velhos, os fonoaudiólogos não têm como desocupar o tempo presente, tampouco de se isentar da escolha de viver ou sofrer as contradições colocadas diante das dificuldades que encontram:

- em organizar-se como grupo profissional, por meio de órgãos representativos;
- em ter sua atuação valorizada e compreendida por profissionais afins e pela comunidade;

- ante o campo de trabalho e a remuneração limitados;
- em alterar a imagem tecnicista que recai, pejorativamente, sobre a natureza do seu trabalho;
- em delimitar seu campo de conhecimento teórico e prático pelo aspecto interdisciplinar que o caracteriza.

Se, para as várias dificuldades apontadas, definições acerca do tempo de existência da fonoaudiologia têm relativizado os possíveis conflitos, retardando uma reflexão mais atenta da realidade, em relação à especificidade dessa área fica evidente como tais definições carregam formas de conceber a constituição da fonoaudiologia.

É consensual que a fonoaudiologia sofre e sofreu influências de outras áreas, como da medicina, da psicologia, da educação, da lingüística. Porém, transformar essa constatação em responsável pelo fato de, até o momento, ela não se configurar como uma área de conhecimentos próprios, vindo a reboque de outras mais antigas, significa abordar a crise de identidade da área a partir de uma perspectiva simplista do processo de constituição de uma área de intervenção social.

Amorim (1982, p. 140) expressa, de maneira passional, a análise possível, uma vez adotada essa perspectiva de análise:

> Acontece que, atualmente, essa disciplina científica (fonoaudiologia) parece estar localizada numa terra de ninguém, médicos, psicólogos, lingüistas, professores de fonética, além de outros, freqüentemente se aventuram a emitir opiniões [...] Vem daí a tarefa que ora iniciamos e incentivamos outros colegas a saírem a campo, demarcando o terreno de uma ciência que foi batizada, mas não possui registro de nascimento.

Evidencia-se, com essa colocação, que a figura de outros profissionais é representada como a de um inimigo, com o qual a fonoaudiologia deve travar uma disputa por espaços, tanto no que se refere ao campo de conhecimento como ao de trabalho.

Fica também retratada, na fala do autor, a intenção de reduzir a influência de médicos, educadores, psicólogos e lingüistas a uma tentativa "aventureira" desses profissionais de "emitir opiniões" sobre uma área que não lhes pertence. Com uma visão corporativista, o autor, contrariando a aparente preocupação com a *condição de existência* da fonoaudiologia, ao denunciar que ela "não possui ainda registro de nascimento", acaba reproduzindo em sua análise a idéia de que, para além de "estar situada na terra de ninguém", a fonoaudiologia veio de lugar nenhum.

Apesar da tentativa do autor de analisar os conflitos de identidade do fonoaudiólogo como uma decorrência de indefinições em relação *a quem* essa atividade pertence, ele evidencia uma forma de abordar o problema à luz de uma *falsa* questão. Tal perspectiva de análise é adotada por grupos de fonoaudiólogos que compreendem a relação da fonoaudiologia com outros campos como uma relação de *empréstimos*, por meio da qual, ao tomar para si conhecimentos e procedimentos de áreas com maior tradição científica, coloca em risco sua própria autonomia.

Longe de considerarmos que a fonoaudiologia tenha o mesmo tempo de existência das áreas das quais sofre influências, discordamos daqueles que atribuem sua crise de identidade e conhecimento ao fato de a área "não possuir conhecimento próprio para lidar com o seu objeto fundamental de investigações: a linguagem em sua dimensão dita patológica" (Arantes; Rubino, 1991, p. 70).

A medicina, a lingüística, a psicologia e a educação, por contarem com uma antiga tradição teórico-prática, exercem uma influência direta na identidade do fonoaudiólogo. Os pressupostos que sustentaram e continuam sustentando práticas fonoaudiológicas foram, inicialmente, sistematizados por essas áreas, abrindo caminho, aliás, para o processo de constituição de um ramo especializado no *tratamento* dos chamados distúrbios da comunicação.

Consideramos que a fonoaudiologia não realiza ou realizou empréstimos, mas que foi e continuará sendo constituída também por outras áreas de intervenção social, tendo em vista que não é possível nenhuma prática original ou pura, dada a natureza interdisciplinar dos trabalhos voltados para *atender* o homem. Concordamos com o enfoque de Cunha (1989, p. 101) ao tratar dessa questão: "Percebo que existe uma crise de conhecimento na área, e não uma ausência do mesmo. Desta crise, que é de valores, histórica e socialmente determinada, ninguém escapa".

Dessa maneira, a fonoaudiologia não é tão jovem quanto parece, uma vez que não a reconhecemos, tampouco a crise de identidade, de forma abstrata e desarticulada das práticas sociais. A busca de respostas a questões fundamentais para a área não consiste, necessariamente, na superação dessa crise, caso desconsideremos a construção histórica das contradições que delineiam a natureza do fazer fonoaudiológico.

Dentre as poucas referências bibliográficas encontradas no transcorrer de nossa pesquisa acerca da história da fonoaudiologia, destacamos a fundamental contribuição de Figueiredo Neto (1988, p. VIII), cujo trabalho, pioneira e corajosamente, propõe aos fonoaudiólogos que tomem para si a responsabilidade de compreender as razões históricas de seu fazer cotidiano, na perspectiva de que tal apropriação conduz ao reconhecimento de suas dimensões sociais, políticas, econômicas e culturais, ao afirmar: "ir à origem é reconhecer-se no presente e, de modo consciente, querer transformar".

O tema aqui tratado, originalmente desenvolvido como uma dissertação de mestrado, sofreu várias mudanças até chegar à forma em que hoje se apresenta. A reconstituição do caminho percorrido tem por objetivo explicitar a delimitação desse estudo.

O interesse pelo tema, ponto de partida dos meus estudos – a relação que a fonoaudiologia estabelece com a educação especial –, fez-se, fundamentalmente, com base em duas constatações que se apresentavam, no mínimo, como contraditórias. Primeiro, a observação que grande parte dos indivíduos portadores de distúrbios da comunicação vive o seu processo de escolarização nos sistemas especiais de ensino, ou já teve alguma passagem por ele. Para a grande maioria desses indivíduos, o ensino público especial configura-se como o único espaço acessível para responder a algumas de suas necessidades, o que torna a educação especial um dos fatores determinantes na trajetória de vida desses sujeitos.

Em contrapartida, na formação acadêmica do fonoaudiólogo têm-se secundarizado a análise e o reconhecimento das contradições expressas nas e pelas políticas educacionais e propostas pedagógicas voltadas ao ensino especial.

Dessa situação paradoxal surgiram não só questões acerca do conhecimento que os fonoaudiólogos têm sobre o ensino especial, como a respeito do tipo de relação e compromisso que vêm estabelecendo com ele.

Logo de início, alguns questionamentos me levaram a redirecionar a temática tal qual a havia concebido originalmente; ou seja, passei a questionar a pertinência de analisar a relação da fonoaudiologia e da educação especial, desvinculadas da história. Daí a opção por uma abordagem histórica, por meio da qual procurei analisar tal relação em tempos passados, sendo conduzida até os primórdios das práticas fonoaudiológicas e ao momento em que se estruturou como parte do sistema público de ensino, o programa de ensino especial, ou seja, as primeiras década do século XX, especialmente no período de 1920 a 1940.

O desenvolvimento deste trabalho tomou outro rumo, uma vez que, pelo conjunto de material levantado, foi possível perceber que:

- a relação entre a fonoaudiologia e a educação de forma geral e, em particular, com a educação especial teve início no momento em que ambas se definiram, ganhando significado social;
- a constituição da prática fonoaudiológica esteve articulada sobretudo ao universo educacional, por meio de propostas da Saúde Escolar e da Escola Nova.

Passamos a priorizar as dimensões históricas da prática fonoaudiológica, aqui entendida como medidas voltadas ao controle, à cura e homogeneização da língua/linguagem, uma vez que essa análise potencializava abordar as questões que inicialmente me motivaram.

Considerando as análises desenvolvidas ao longo da pesquisa em torno do processo de constituição de práticas fonoaudiológicas no Brasil, entre os anos 1920 e 1940, organizamos este estudo em três capítulos. Começando, no primeiro capítulo, por abordagens do contexto sociocultural daquele período, fundamentalmente na cidade de São Paulo, pudemos apreender interesses de diversos grupos na caracterização e unificação de uma língua pátria, por meio de sua racionalização e simplificação, como um dos fundamentos da unidade nacional e da construção de um Estado Novo.

No segundo capítulo, discutimos o processo de institucionalização dos distúrbios da linguagem e, paralelamente, o da configuração da necessidade de *cura*, por meio de atendimentos e medidas especializadas, as quais, com auxílio de um corpo técnico, foram desenvolvidas nas escolas.

No terceiro, acompanhamos como o conceito de distúrbio da comunicação foi historicamente construído atendendo aos imperativos políticos, econômicos e socioculturais, e como essas dimensões foram absorvidas por um curso técnico-científico, que passou a reduzir as doenças de linguagem a fatores orgânicos, decorrentes de características individuais. Pode-se, ainda, apreender como o discurso técnico-científico acelerou o processo de especialização e fragmentação da atuação do médico e do professor, especialmente quanto à reabilitação e à normalização da língua, processo que culminou na configuração da fonoaudiologia.

1
A uniformização da língua e a unidade nacional

A defesa e a construção da língua nacional foram apreendidas entre meados da década de 1910 e o final dos anos 1940. Com o intuito de analisar algumas das estratégias de imposição da língua pátria, acompanhamos neste capítulo um quadro geral das condições de vida na cidade de São Paulo, com base em fontes documentais elaboradas naquele período.

A realização de leituras acerca das dimensões históricas do período delimitado nos permitiu compreender como as questões pertinentes ao controle da língua estiveram intimamente articuladas à realidade brasileira, especialmente nas formas de organização e configuração dos centros urbanos, como foi o caso da cidade de São Paulo. Cabe ressaltar que a perspectiva de analisar historicamente a origem das práticas fonoaudiológicas, situando-as no universo das relações sociais, esteve circunscrita à trajetória seguida, na tentativa de percorrer caminhos que as várias línguas brasileiras percorreram, até serem obscurecidas e pretensamente substituídas pela língua padrão.

Além dos limites derivados desse enfoque prioritário às questões da língua, deparei com dificuldades decorrentes da especificidade de minha formação acadêmica, assim como do pouco conhecimento que tinha, anteriormente à realização do estudo, sobre a complexa trama de relações e de poderes que envolveram o Brasil naquele período. Apesar da preocupação em não simplificar e reduzir as complexidades e contradições próprias dos aspectos abordados, não considero esgotadas as possibilidades de análise suscitadas por essa temática, embora suficientes para a elaboração dos encaminhamentos deste estudo.

Acompanha-se no Brasil, desde o final do século XIX, acentuando-se nas primeiras décadas deste século, um processo de urbanização acelerado que esteve associado à diversificação da cafeicultura, à intensificação da atividade industrial, assim como a uma efervescência político-cultural.

A presença cada vez mais sensível da fábrica nos centros mais populosos acabou delimitando espaços de concentração de trabalhadores. Próximos de seus locais de trabalho, grupos populacionais, oriundos de diferentes regiões do país e de nacionalidades diversas, junto com um grande número de negros e mulatos semi-empregados, formavam os chamados *aglomerados populacionais*. A heterogeneidade de valores e costumes, aliada à precariedade de condições de infra-estrutura e equipamentos urbanos, levou diferentes grupos a buscar meios próprios para suprir suas necessidades básicas de vida.

Se grupos populacionais atraídos aos centros urbanos organizaram-se por identificação de costumes, línguas e interesses, na resolução de problemas decorrentes do descompasso entre o crescimento populacional e a falta de escolas, habitações, recursos médicos e lazer, setores da sociedade passaram a identificar essas formas de organização como sinal de autonomia e esses agrupamentos como uma ameaça à ordem social. Em nome do combate à contaminação física e moral, conforme discursos higienistas, à ignorância e ao analfabetismo, conforme discursos educacionais, à doença e à desordem, conforme discursos médicos, técnicos, intelectuais e políticos mobilizaram-se. Esses agentes fecharam-se em uma lógica rígida, baseada numa vertente biológica e organicista, a qual remetia diferenças morais, de valores e de comportamentos dos grupos sociais a uma noção de *doença social*.

Como uma forma de combater os indícios da desequilibrada e patológica situação social, traduzidos como sinais da incapacidade dos governantes, foram difundidos discursos que defendiam a necessidade de mudanças nas diretrizes gerais da administração pública. A intenção era mobilizar, política e ideologicamente, a opinião pública em torno de uma mesma proposta: a restauração da República, a medicalização da sociedade e a construção da nacionalidade brasileira.

A reordenação e a regeneração do país eram apontadas por um grupo de reformadores, constituído por empresários, intelectuais e agentes ligados ao poder público, como as únicas possibilidades de o país ingressar na modernidade capitalista e industrial. Para esses, a promiscuidade em que viviam grupos urbanos e trabalhadores não estava restrita aos locais de maior concentração populacional, mas se propagava para outros espaços.

Com o objetivo de controlar o cotidiano dos diferentes grupos populacionais e de organizar os trabalhadores em formas de sociabilidade compatíveis com os ideais da modernidade – racionalidade, produtividade e homogeneidade –, desencadearam-se, desde os anos 1910, movimentos reformistas e moralizadores da República e de seus cidadãos. Com forte cunho nacionalista, esses movimentos, em fusão com a fundação da Liga da Defesa Nacional, em 1916, começaram a imprimir suas marcas de maneira mais sistemática, a partir da elaboração de propostas de unificação nacional nos campos da educação, saúde, moral, cultura e da organização racional do trabalho.

Atrelados à idéia de que a doença social ameaçava toda a população, especialistas de diferentes áreas foram aclamados como competentes para salvar o país. Entre esses, dos mais tradicionalistas aos mais reformadores, havia concordância pelo menos em um ponto, conforme análise expressa por Miguel Couto (1927) sobre a sociedade brasileira: a de que no Brasil só havia um problema nacional – "A educação do povo".[1]

Imbuídos dessa crença, médicos, higienistas, educadores, engenheiros e agentes públicos elegeram a escola como lugar privilegiado para tratar dos problemas nacionais. Propagaram, nessa direção, uma campanha de nacionalização e de regeneração do ensino, em que a escola, para enfrentar a invocada desintegração social do país, teria de ser estruturada sob novas bases. Alinhados, sobretudo, às tendências escolanovistas – proposta educacional que melhor se articulou ao projeto de reconstrução social, pois seus fundamentos traduziam o sentido da escola voltada à preparação ao trabalho, à seletividade e, especialmente, à racionalidade –, os reformistas empenharam-se para criar a imagem do brasileiro-padrão.

À luz dessa proposta, o objetivo principal da escola consistia em, mais que *instruir*, moralizar, e, em vez de sua expansão ser tratada como um direito de todos, a escolarização era tida como dever a ser cumprido. Nessa direção, foi exercida uma coação, por parte desses agentes, à escolarização da população, resultando na inversão do lema "Escola para Todos" em "Todos para a Escola". Tal inversão objetivou-se por meio da obrigatoriedade do ensino, do controle da freqüência e da destruição das escolas estrangeiras.[2]

A mudança que a escola deveria imprimir na população, em nome de assegurar a transição do país para a modernidade e o

---

1. Miguel Couto, médico de destaque no final dos anos 1920, presidiu a Associação Brasileira de Educação e Academia Brasileira de Medicina. O artigo citado foi distribuído em escolas públicas para os alunos.

2. Sobre a imposição da escolaridade, ver Mate (1991), em que a autora mostra que, "mais do que falta de escola, o problema parecia ser a baixa freqüência de alunos na escola".

progresso, ocorreria pela mudança dos hábitos, dos costumes e das consciências. A cultura passou a ser a força motriz desse processo, assim como a língua um dos seus principais alvos, sofrendo tentativas de controle e uniformização. Cumpriria aos reformadores a tarefa de: "preparar, hoje, o Brasil de amanhã. Educar o brasileiro de agora para lhe dar uma consciência de si e, portanto, dar a todos uma consciência nacional...", além de criar "um Brasil próspero e eterno, que propague e cultive a língua portuguesa da qual é depositário" (Peixoto, 1929, p. 228-9).

O mesmo homem, a mesma língua: a língua pátria

> O rosto se lhe iluminará imediatamente com a menção da NOVILÍNGUA.
> – A Décima Primeira Edição será definitiva. Estamos dando à língua sua forma final – a forma que terá quando ninguém mais ouvir outra coisa. Quando tivermos terminado, gente como tu terá de aprendê-la de novo. Tenho a impressão de que imaginas que o nosso trabalho consiste principalmente em inventar novas palavras. Nada disso!
>
> (George Orwell, *1984*)

Como elemento de expressão e constituição da cultura nacional, bem como de identificação e diferenciação dos grupos que compunham a nossa sociedade, a língua foi considerada um dos fundamentos da unidade nacional. Sua homogeneização garantiria o reconhecimento e a identidade da nação brasileira, assim como o equilíbrio social, para que as condições necessárias à expansão das relações urbano-fabris emergissem no país.

A exemplo de outros países, a uniformização da língua foi incorporada no processo de urbanização e industrialização do

Brasil como um suporte à assimilação das novas relações sociais pela maior parte da população. Enguita (1989) analisa como nos Estados Unidos a uniformização da língua, por meio da escola, apresentou-se como uma experiência de *assimilação forçada*, especialmente das levas de imigrantes não habituados ao trabalho fabril e às relações industriais. O autor aponta como o movimento migratório, apesar de necessário pelo fluxo maciço de mão-de-obra que dele decorria, representava aos empresários uma ameaça *cultural*, capaz de pôr em risco o novo sistema de produção.

Referindo-se à visão desse empresariado, de que a existência de diferentes grupos étnicos compondo a classe trabalhadora tratava-se de um *mal* que não poderia ser evitado, Enguita acompanhou como foi defendida a idéia de só restar uma saída: encontrar formas de "disciplinar as levas de imigrantes não habituados ao trabalho industrial por meio da escola". Motivo pelo qual foi atribuído à escola o "encargo de apagar seu passado, suas tradições culturais e sua língua, convertendo-os em cidadãos da nova pátria".

Também no Brasil, particularmente em São Paulo, a assimilação forçada dos trabalhadores por meio da uniformização da língua foi apontada como oportuna por empresários e engenheiros. Para esses, sua heterogeneidade implicava entraves para a implantação de princípios racionalizadores do trabalho, conforme anunciado no "Informe Semanal do Ciesp":

> No caso das grandes indústrias paulistas, essas dificuldades sobem de ponto, pois há operários brasileiros, italianos, portugueses, espanhóis, alemães, húngaros, austríacos trabalhando nos mesmos misteres, cada qual com sua cultura rudimentar orientada para rumos diversos e falando línguas diferentes. (Apud Antonacci, 1993, p. 77)

Mediante tais colocações, podemos compreender como a concepção instrumentalizadora da educação também foi assumida no Brasil, por empresários, políticos e intelectuais. O esforço de nacionalização foi propagado como uma possibilidade de erradicação das minorias étnicas, lingüísticas e culturais, visando à adaptação aos valores dos grupos dominantes em expansão. Nesse contexto, educadores comprometidos com o ideário urbano-fabril elaboraram programas de incorporação progressiva desses segmentos socioculturais, implicando profundas e violentas expropriações materiais e mentais. Tais programas passaram a ser desenvolvidos em instituições escolares, como pelos meios de comunicação, à imprensa – escrita e falada – e às formas de lazer.

Tratava-se, portanto, de valorizar e impor a utilização da língua pátria, por meio da pulverização de suas formas de controle, em diversas frentes identificadas como inerentes ao campo da educação/cultura. Como meios educativos, o cinema e o rádio, o lazer e o esporte, o desenho e o canto desempenharam o papel de veicular o "conteúdo nacional":

> Na natureza mais precisa deste conteúdo nacional tiveram preferência os aspectos do modernismo relacionados com o ufanismo verde e amarelo, a história mistificada dos heróis e das instituições nacionais e o culto às autoridades. Finalmente, a nacionalidade deveria firmar-se pelo uso adequado da língua portuguesa de forma uniforme. (Schwartzman et al., 1984, p. 141)

Fundamentado nesses princípios, teve início um movimento de nacionalização da língua, como parte de um processo educativo e cultural. No âmbito educacional, "reservava-se ao mestre da língua nacional a mais notável função educativa no Brasil" (Pereira, 1941, p. 292). Da mesma forma, atribuía-se aos *speakers* dos rádios, por atuarem em um dos principais veículos de comunicação de massa, a responsabilidade de utilizar uma linguagem "escoimada" de erros e de realizar a "gravação do vocabulário nacional" (Castelo, 1942, p. 301). A imprensa escrita também foi considerada fundamental na veiculação da língua pátria, pois era a porta-voz não só da opinião nacional, como também da "convenção ortográfica" (ibidem).

Anunciada pelo Estado, por intelectuais e especialistas; a valorização do homem nativo e da nação, com a unificação da língua nacional, desencadeou uma série de iniciativas. A implantação dessas concretizou-se, de forma geral, por meio de programas de trabalho, eventos nacionais, e muitos resultaram na fixação de leis. Tomamos como referencial de análise algumas dessas medidas, não desconsiderando que outras tantas estiveram articuladas a essas, compondo o contexto a que nos propusemos compreender.

Analisando de que modo a uniformização da língua constituiu-se como parte de uma política de reordenação do social em suas diversas formas de expressão, optamos por um olhar mais atento às estratégias de normatização do *sistema* da língua. Por intermédio dessas, pode-se evidenciar a preocupação do Estado e de especialistas em pôr ordem à desordem que caracteriza nossa sociedade e particularmente estava presente no uso do idioma. Com esse propósito, destacam-se acontecimentos como:

- A reforma ortográfica (1934); nacionalização da imprensa falada e escrita; estudos e propostas aos problemas do ensino da língua portuguesa; o I Congresso de Língua Nacional Cantada (ICLNC), em 1937; e a nacionalização da língua no ensino.

Vale destacar que as desordens e os distúrbios da linguagem que deveriam ser eliminados diziam respeito a variações dialetais expressas na fala da população de imigrantes vindos para o

Brasil, desde o final do século XIX, com o intuito de trabalhar na lavoura do café e que, posteriormente, foram dirigidos ao trabalho fabril. Tratava-se, contudo, de variações contidas nas falas dos próprios trabalhadores brasileiros, das diferentes regiões do país, que foram atraídos e/ou estimulados a se instalar nos centros urbanos em busca de trabalho.

É preciso ressaltar que, em ambos os casos, essas desordens da língua eram associadas a características particulares das falas dos diferentes grupos de migrantes, como um problema decorrente de seus idiomas de origem. Porém, foram classificadas como sinais de distúrbios, pois, contrariando os interesses dominantes, a preservação de falas, de hábitos e traços culturais desses migrantes representava possibilidades de identificação e integração deles, bem como formas de resistir às disputas e discriminações vividas ante a população nacionalmente estabelecida.

A organização desses grupos e a manutenção de suas tradições eram interpretadas como causas da promiscuidade de línguas e culturas que ameaçava interesses nacionais e o processo de modernização e industrialização em curso no Brasil.

O combate às diversidades características desses grupos teve seu início no final do século XIX, período em que ocorreram migrações maciças de trabalhadores para o Brasil. Desde então, a presença de migrantes estrangeiros era associada a um mal capaz de desestabilizar a ordem nacional.

O discurso do médico Ferraz Macedo evidencia como foi elaborada uma imagem dos imigrantes, como aqueles que traziam a sujeira, a prostituição, o mau gosto, ou seja, a quem estavam reservadas as causas da doença social, diagnosticada por médicos, sanitaristas, educadores, engenheiros:

> Não é certamente sob as leis do Império dissoluto, onde dominam as prostitutas nacionais, que se resolve a mocidade levia-

na e viciosa desta corte, mas é debaixo da pressão ou da influência tirana que nelas exercem as prostitutas estrangeiras que geme e se definha cotidianamente grande parte da sociedade do Rio de Janeiro. (Ferraz Macedo apud Rago, 1987, p. 11)

Rago detecta que correntes migratórias no Brasil foram identificadas, por interesses particulares, como uma ameaça à tranqüilidade nacional. A possibilidade de destruição e de degeneração da raça, por meio da contaminação física e moral, foi apontada como resultado nefasto e sombrio da chegada dos imigrantes. Constatações como a do inspetor sanitário de São Paulo, Dr. Evaristo de Veiga, ao visitar as habitações dos operários de Bom Retiro, Brás e Bexiga, reafirmavam uma visão dos imigrantes como "bárbaros": "Basta penetrar na habitação aglomerada de italianos para se depreender, desde logo, que o menor preceito de higiene e de moral, que é a base do edifício social, ali não existe" (apud Rago, 1987, p. 12).

Com base numa visão preconceituosa, estratégias de disciplinarização foram desenvolvidas com o objetivo de redefinir posturas e modos dos imigrantes. Dessa forma, para impedir que esses grupos se autodirigissem, foram executados projetos de *integração* dos imigrantes ao *universo dos valores burgueses nacionais*, em intensa "domesticação literal" (ibidem, p. 11).

Importa apreendermos que a preocupação de setores nacionais em relação à presença de imigrantes contaminou a opinião pública, especialmente pelo número bastante significativo desses trabalhadores nos setores agrícola e comercial, o que favorecia um clima de disputas entre trabalhadores nacionais e estrangeiros. Podemos verificar que os argumentos utilizados pelas autoridades brasileiras para justificar essa política repressiva à manutenção dos elos culturais estrangeiros no Brasil foram, com a mesma força, utilizados por grupos de trabalhadores estrangeiros para a manutenção de suas atividades.

O clima de violência e de segregação social passou a ser uma constante no fazer-se da classe trabalhadora no Brasil. Desde 1886, dois anos antes da promulgação da Lei Áurea, que aboliu oficialmente a escravidão no país, os estrangeiros já chegavam em grupos. Nesse período, São Paulo era uma cidade de aproximadamente cinqüenta mil habitantes, e 25% eram estrangeiros. Em 1893, correspondiam a 80% dos trabalhadores insertos nas atividades manufatureiras e artesanais da cidade (Dermartini, 1989, p. 56).

Com o processo de urbanização e de expansão dos setores industriais e de serviços, a cidade agrupava uma população bastante diversificada. Sua composição, nesse período, era marcada pela participação significativa de trabalhadores estrangeiros de diferentes países. Segundo estatísticas, em 1920, de um total de 579.033 habitantes, 205.245 eram estrangeiros, sem contar com os seus filhos (ibidem, p. 52).

Diante da multiplicidade racial e cultural, o problema central para os setores comprometidos com a ordem dominante foi impor a disciplina necessária aos operários para que esses fossem capazes de constituir as novas relações de trabalho de forma organizada e moderna, sendo a uniformização da língua um ponto de partida. Cabe ressaltar que, embora o discurso em torno da formação da identidade nacional fosse dirigido, mais explicitamente, aos grupos de estrangeiros, ele também teve como alvo a população de migrantes brasileiros.

A heterogeneidade decorrente das diferenças culturais da população brasileira também era interpretada como entrave ao projeto de industrialização, especialmente quando contingentes populacionais, advindos de diferentes regiões do país, dirigiam-se à capital e aos centros urbanos em busca de trabalho.

Para combater essa diversidade, a uniformização da cultura implicava a exclusão dos *estrangeiros*, identificados nesse período como os grupos estranhos ao projeto de nacionalização do Brasil. O conceito de ser estrangeiro *extrapolava* a simples e direta relação com a pátria de origem, referindo-se a uma "estigmatização político-ideológica, cidadãos brasileiros poderiam ser considerados como tal se discordassem da doutrina oficial" (Schwartzman et al., 1984, p. 166-7).

Segundo especialistas em educação, a disparidade social entre os próprios brasileiros era tão grave quanto a provocada pelos estrangeiros. A população formada por ex-escravos, mulatos, estrangeiros, migrantes nordestinos "era enquadrada pelos setores dominantes como 'vagabunda', 'suja' e 'atrasada'" (Mate, 1991, p. 32).

A noção de que os brasileiros careciam de uma consciência nacional e de que, comparados aos estrangeiros, revelavam um espírito brasileiro *anêmico* e *débil* influenciou fortemente os educadores e políticos da época, motivando campanhas de reconstrução educacional no país, incluindo a maior disseminação do ensino nas zonas rurais.

Fazia parte da proposta de Unidade Nacional a nacionalização do ensino, tendo o propósito de formar o trabalhador de que o sistema de produção necessitava, evitando que, dentro do território nacional, pudesse haver outra educação que não fosse a nacional, nem que para isso fosse necessário "abrasileirar o próprio brasileiro".[3]

A educação nacionalizadora não deveria restringir sua atuação aos grupos de estrangeiros, tampouco limitar-se ao âmbito

---

3. "Abrasileirar os próprios brasileiros" foi uma expressão bastante utilizada pelos educadores, o que explicita a articulação do projeto de homogeneização do povo brasileiro com o combate aos estrangeiros.

escolar. Era preciso reorganizar as sociedades recreativas e culturais a partir de um "espírito de brasilidade" (Schwartzman et al., 1984, p. 144).

Lourenço Filho, quando indagado no Inquérito da Instrução Pública (1926) sobre qual seria o verdadeiro papel que caberia à escola primária na formação do caráter nacional, respondeu: "Entendo que a escola precisa ser fundamentalmente nacionalizadora, integrando não só o estrangeiro, mas o próprio sertanejo, tanto ou mais desviado...".[4]

Como forma de resistência às inúmeras tentativas de domesticação, que vinham ocorrendo por meio da imposição dos valores nacionalistas, de disputas e discriminações, os estrangeiros e os migrantes brasileiros procuraram apoio nos de "sua nacionalidade" ou "língua", como foi o caso de italianos, alemães, japoneses e negros; ou na religião, no caso dos judeus. Organizavam-se em grupos e criavam espaços de cultura e de lazer próprios,[5] assim como procuravam desenvolver as mesmas atividades de trabalho.

Como uma dentre as várias estratégias de resistência, de autodireção ou de transgressão, foram criadas escolas particulares para o atendimento desses grupos específicos. Na capital e no interior do Estado de São Paulo, segundo dados do Anuário de Ensino de 1917, havia 565 escolas particulares, das quais 464 eram brasileiras, distribuindo-se as demais em: italianas, alemãs, norte-americanas, francesas etc. (Dermartini, 1989, p. 52).

---

4. Lourenço Filho, em resposta ao Inquérito da Instrução Pública (1926), realizado por Fernando de Azevedo, que, como membro da redação do jornal *O Estado de S. Paulo*, realizou um levantamento sobre a educação paulista, para a elaboração de diretrizes tendo em vista um plano educacional.

5. Sobre as formas particulares de organização, especialmente em relação a lazer e cultura, ver Hardman (1984).

Diante da autonomia de grupos estrangeiros em relação ao ensino, o Estado elaborou planos de defesa da cultura nacional e de ensino obrigatório e gratuito, para ter legitimidade de intervir na organização e no funcionamento do ensino particular fundado por esses grupos. A concretização dessa diretriz ocorreu, dentre outras maneiras, na desapropriação das escolas estrangeiras, desde a nomeação de diretores brasileiros até a substituição completa dos professores estrangeiros por professores nacionais, porém selecionados.

Com base nos princípios norteadores da Reforma da Instrução Pública de 1931, realizada em São Paulo, Euzébio de Paulo Marcondes (1929, p. 76) defendeu que a intervenção do Estado no ensino particular deveria ocorrer "sob bases científicas". "O projeto de reformas, nas escolas particulares, era uma medida 'para salvaguardar' os interesses da nacionalidade e para evitar que as crianças brasileiras fossem educadas, dentro do nosso território, em ambiente estranho à vida nacional" (ibidem).

Nessa linha de argumentação, referindo-se à invasão de estrangeiros e à urgência de reformulações da estrutura do ensino, da oficialização das escolas primárias, da criação de escolas nacionais, *enfim, da investida agressiva para sustar o desenvolvimento dos núcleos de colonização*, temos um documento de 1921 sobre a educação dos filhos de estrangeiros:

> O espírito destas crianças brasileiras, formado em língua, nos costumes, nas tradições do país, só poderia tender para a pátria de origem, constituindo-se num empecilho à coesão nacional [...] a necessidade da Escola Nacional é bastante grande; abri-la é conquistar milhares de cidadãos para a pátria.[6]

---

6. Milton C. A. C. "Conferência Interestadual de Ensino Primário", 1921 (apud Schwartzman et al., 1984, p. 8).

Nesse contexto tenso e conflituoso, a valorização da utilização da língua nacional pelas escolas foi o primeiro e principal argumento de que autoridades educacionais lançaram mão no combate às escolas particulares dirigidas por estrangeiros. Foi elaborada, nesse sentido, uma série de leis, dentre elas uma que submetia as escolas particulares aos regulamentos do Estado.

O primeiro passo para combater as iniciativas tomadas por parte de estrangeiros foi dado antes do advento da República. Data de dezembro de 1896 a lei que tornou obrigatório, em todos os estabelecimentos de ensino particular dirigidos por professores de qualquer nacionalidade, o ensino da língua nacional, bem como da Geografia e História do Brasil.[7] Com a República, campanhas contra o estrangeirismo e, conseqüentemente, de afirmação da nacionalidade passaram a ter maior dimensão para as Administrações Públicas que se sucederam, tornando-se mais rigorosas e sistemáticas.

Em 1917, a administração paulista instituiu a Lei n. 1.579, a qual previa o compromisso de confiar a professores brasileiros o ensino de Português, Geografia e História do Brasil, instituindo que todo o ensino, salvo o de línguas estrangeiras, fosse ministrado em idioma pátrio.[8] Nesse mesmo ano, foi definida a obrigatoriedade do registro das escolas particulares de todo o Estado na Diretoria-Geral de Instrução Pública. Com essa medida, os grupos comprometidos com o poder submetiam as "casas de ensino particular"[9] ao controle do Estado.

O controle que os agentes governamentais passaram a exercer sobre as escolas de estrangeiros acabou vigorando por meio

---

7. Cf. Lei n.489, de 29 dezembro de 1896 (in Marcondes, 1929, p. 76).
8. Cf. Lei n.489, de 29 dezembro de 1896 (in Marcondes, 1929, p. 77).
9. "Casas de ensino particular" traduz a maneira pejorativa com que o Estado e "especialistas" nomeavam as escolas particulares estrangeiras, associando-as à idéia de agrupamento de estrangeiros.

de medidas mais repressivas do que propriamente pedagógicas. Enfim, tal projeto não tinha como objetivo garantir a qualidade do ensino ou oferecer aos filhos de estrangeiros escolas idôneas; tampouco esteve motivado por preocupações com a segregação que a existência dessas escolas denunciava, em relação à dicotomia entre ensino público e particular ou nacional e estrangeiro. Configurava-se, essencialmente, um meio de firmar a hegemonia do Estado Nacional, assim como o poder dos interesses dos grupos economicamente dominantes, desarticulando formas de organização dos diferentes grupos sociais.

A segregação que atingia o sistema educacional esteve em consonância com uma política social mais abrangente; enfim encontramos suas raízes na marginalização que vinha ocorrendo desde a vinda dos trabalhadores estrangeiros para o Brasil, enquanto a maioria dos trabalhadores nacionais estava submetida ao regime escravista ou recebendo menores remunerações.

Esses estrangeiros, que num primeiro momento receberam incentivos por parte do poder público para vir e trabalhar como mão-de-obra semi-servil e assalariada, tanto na lavoura do café quanto nas primeiras fábricas aqui instaladas, deixaram de ser considerados indispensáveis no início do século XX. Foram transformados no *antimodelo* para a classe trabalhadora nacional que, naquele momento, encontrava-se em formação.

O que não ficou explicitado na mudança que alterou a imagem do trabalhador estrangeiro, de indispensável e mais competente, para ineficiente, anárquico e responsável pela miséria em que se encontrava o trabalhador nacional, foram os interesses subjacentes a essa transformação. Os motivos estavam atrelados a aspectos econômicos, sociais, culturais e, sobretudo, políticos, no sentido de manutenção e ampliação dos exercícios de poder por determinados grupos.

Podemos acompanhar que o declínio do imigrantismo no Brasil também esteve atrelado ao fato de que alguns estrangeiros, provenientes de países que já haviam avançado nas formas de organização e controle da produção, possuíam relativas possibilidades de mobilização e resistência aos mecanismos de exploração impostos aos trabalhadores. Assim, pode-se notar a presença de estrangeiros na liderança dos primeiros movimentos de resistência e revoltas envolvendo trabalhadores no Brasil.

Divulgar a ameaça que os estrangeiros representavam aos interesses da nação foi, sem dúvida, um modo de restringir a autonomia desses grupos e, conseqüentemente, sua organização com os trabalhadores nacionais, levando à compreensão de que as medidas de combate dirigidas aos grupos estrangeiros serviram como exemplo para toda a população.

Somada às iniciativas repressoras contra os estrangeiros, a formação do Estado Nacional passava, necessária e primordialmente, pela homogeneização da cultura, dos costumes e da língua. Deveria ser levada adiante a chamada "contra-ofensiva pela criação do sentimento de brasilidade", com a difusão e exaltação de símbolos, saudações, práticas e exercícios marcados por forte conteúdo nacionalista.

Iniciativas como a proibição do uso da língua estrangeira no ensino primário carregavam essa dupla mensagem: aos estrangeiros, o dever de submeter-se aos valores fixados pelo Estado; aos brasileiros, a imposição de um ideal de língua: a língua pátria, a língua padrão.

Em 1919, novas medidas foram tomadas em relação ao uso da língua nas escolas. Como previa o artigo 16 da Lei n. 1.716, os estabelecimentos ou cursos destinados ao ensino exclusivo das línguas estrangeiras, que também já se encontravam sujeitos à fiscalização da Diretoria-Geral de Instrução Pública, não poderiam "receber alunos menores de 13 anos, sem que estes, mediante certidões passadas por autoridade escolar", provassem "saber ler e escrever corretamente o português" (Marcondes, 1929, p. 78).

Com esse artigo, ficou imposto que o ensino primário fosse, necessariamente, ministrado na língua nacional, uma vez que, em escolas estrangeiras, os filhos de imigrantes não aprendiam o idioma pátrio.

Apesar das evidências, o fechamento de escolas, a proibição do ensino e da circulação de jornais em língua estrangeira, enfim, as inúmeras tentativas unificadoras, o combate ao estrangeirismo e o superdimensionamento dos valores nacionais não foram associados aos interesses de grupos e aos conflitos decorrentes da política social e cultural em expansão. Os *especialistas reformadores* relacionavam esse combate a questões morais e patrióticas, como uma preocupação com a preservação da consciência e da cultura nacional. Anunciavam que a uniformização da nação e o abrasileiramento da população estrangeira varreriam a chamada doença social que invadira o país. Nesse processo, admitiram que:

> Ainda hoje permitimos que nações estrangeiras subvencionem escolas suas, para seus naturais, e nem damos a estes e aos seus filhos outras escolas brasileiras, para contrabalançar uma influência que atenta contra a nossa soberania. (Peixoto, 1929, p. 128)

Educadores denunciaram a influência dos estrangeiros no âmbito da cultura e educação, afirmando que:

> A alma coletiva que temos no Brasil é mal delineada devido à heterogeneidade dos legados ancestrais, esta ameaça de nunca chegar a constituir-se, de dissolver-se completamente pela ação corrosiva dos novos elementos étnicos que nos vêm da corrente migratória. (Cardoso, V. L., 1928, p. 27)

Acrescentaram, ainda, que a resolução desse problema não seria fechar as portas aos estrangeiros, nem mesmo dificultar a vinda desses, visto essas parecerem estratégias de pouca sustentação. Para os educadores, a única maneira de conter o perigo trazido pelos estrangeiros seria "aceitar corajosamente a luta com os elementos perturbadores da unidade, no sentido de lhes impor o ritmo de nossa vida, de nacionalidade, fazendo-os participar de nossa língua, dos nossos sentidos e tradições" (ibidem).

Assim, as mudanças projetadas nesse período não pretenderam oferecer, necessariamente, melhores condições de vida à maioria da população. É pertinente analisar criticamente o uso instrumentalizador que se fez do ensino, da cultura e da linguagem, à medida que foi atribuído a esses aspectos, de forma reducionista, um papel disciplinador.

Entende-se que uma análise equivocada da realidade se processa quando a heterogeneidade existente na fala ou nos hábitos da população é apontada como um fato que compromete o *progresso* do país. Da mesma forma, quando a discussão em torno das escolas particulares de estrangeiros esteve restrita à questão da língua.

Nota-se que os determinantes que levaram ao surgimento desse sistema *paralelo* de ensino não foram discutidos. Enfim, não foram analisadas as razões que moveram esses grupos a autodirigir o seu ensino, mas os esforços foram gastos para elaboração e aplicação de mecanismos de desapropriação, interferindo na escolha dos professores que nessas escolas lecionavam, *sugerindo* livros *com* feições profundamente brasileiras como uma forma de "despertar nas crianças, filhos de estrangeiros mas aqui nascidas ou para cá vindas em tenra idade, o sentimento de admiração e amor ao nosso país" (Marcondes, 1929, p. 82).

Medidas foram tomadas com a finalidade de abolir das escolas dirigidas por professores estrangeiros todos os hábitos que não fossem de *nossa terra*, de *nossa gente.* Não bastasse, portanto, que todo o ensino fosse ministrado na língua pátria, como previsto na Lei n.1.579, de 1917, a obrigatoriedade do uso da língua nacional impôs-se como um "veículo de transmissão do pensamento de professores e alunos, nas aulas, nos recreios, nas palestras e nos jogos escolares" (ibidem).

O conceito de nação como unidade necessária para o "progresso do país", que se traduziu como unidade na educação, cultura e linguagem, não se difundiu apenas no Brasil. Campanhas desencadeadas em vários países, que ganharam respaldo na Primeira Guerra Mundial, propagavam o espírito de união e fortalecimento da nação atendendo à necessidade da definição de fronteiras geográficas, culturais e políticas. Como podemos acompanhar, esse espírito também esteve presente entre nós, nos movimentos nacionalistas, nas campanhas cívicas desenvolvidas nas escolas e em segmentos sociais.

As autoridades brasileiras dispunham do artigo 20 da Lei n.170, de 1917, que obrigava os estabelecimentos particulares a comemorar as datas nacionais por meio de lições, conferências ou festas escolares e comunicar à Diretoria-Geral da Instrução Pública a forma como se deu tal comemoração (Freitas, 1935, p. 78).

Nota-se que a campanha cívica desempenhou papel fundamental na construção de um novo homem e uma nova sociedade. Nesse processo, o patriotismo e o civismo deveriam ocupar lugar de destaque no conteúdo escolar, para que, o quanto antes, as crianças assumissem a defesa de sua pátria.

A simplificação da língua

> Estamos é destruindo palavras – às dezenas, às centenas, todos os dias. Estamos reduzindo a língua à expressão mais simples. A Décima Primeira Edição não conterá uma única palavra que possa se tornar obsoleta antes de 2050.

– É lindo destruir palavras. Naturalmente o maior desperdício é nos verbos e adjetivos, mas há centenas de substantivos que podem perfeitamente ser eliminados. Não apenas os sinônimos; os antônimos também; afinal de contas, que justificação existe para a existência de uma palavra que é apenas o contrário da outra? Cada palavra contém em si o contrário. "Bom", por exemplo. Se temos a palavra bom, para que precisamos de "mau"? "In-bom" faz o mesmo efeito – é melhor porque é exatamente o oposto, enquanto "mau" não é. No fim, todo conceito de bondade e maldade será descrito por seis palavras – ou melhor – por uma única.

(George Orwell, *1984*)

Ao mesmo tempo que os reformadores apelaram moralmente para o espírito nacionalista e patriótico como um dos argumentos para a Uniformização da Língua, foi veiculada a idéia da necessidade de definição de suas estruturas internas por meio da padronização ortográfica. A nacionalização deveria firmar-se pelo uso adequado da língua portuguesa, de modo uniforme e estável, em todo o território nacional. A esse ideal de homogeneidade correspondeu o conceito de "língua padrão".

A padronização da língua, no caso da sua modalidade escrita, contou com a participação de agentes governamentais na determinação de leis incorporadas à Constituição de 1934.[10]

A partir do Decreto n. 20.108, de 1933, no qual foi proposta a "Uniformização da Ortografia" por meio de sua simplificação, desencadeou-se, entre setores intelectuais e do Estado, uma discussão acerca de sua legitimidade. Algumas críticas foram te-

---

10. Segundo estudo comparativo, Alfredo Bosi (1986, p. 62) afirma que a Constituição de 1934 pode ser entendida como um divisor de águas no que toca à educação e cultura, conforme análise no artigo "Modernidade e revolução".

cidas em relação a esse decreto, porém sem se referir propriamente ao teor do seu conteúdo. Trataram de questionamentos sobre o direito que o Estado possuía de ditar regras em relação à estrutura interna da língua. Muitos intelectuais não concordavam com a fixação, por parte do Estado, de uma ortografia oficial, por acreditarem que essa área era de seu domínio.

Embora consideremos fundamental a crítica acerca do uso inapropriado do poder público, já que a homogeneização da língua e dos diferentes grupos étnicos que compunham a sociedade representou uma tentativa de fazer valer a hegemonia do Estado e os interesses de um grupo da sociedade, importa acompanharmos como os educadores não se opuseram às posições apontadas pelo Estado.

Em primeiro lugar, por conceberem, assim como os legistas, a língua como instrumento, ou seja, como um sistema pronto, externo aos indivíduos, que pode ser, *a priori*, definido. Razão pela qual também consideravam natural a língua ser manipulada, dominada e emprestada por aqueles que tiveram o seu domínio.

Em segundo lugar, pelo fato de terem se manifestado a favor da proposta de simplificação da língua, contida nesse decreto. Assim como o Estado, intelectuais e educadores viam vantagens no novo sistema simplificado da língua. Compartilhavam a idéia de que a proposta de tal simplificação estava em consonância com as reformas em curso na sociedade brasileira, no campo político, social e econômico.

Prevalecia a opinião de que a linguagem simplificada teria uma feição compatível com os ideais de racionalidade e de produtividade, atrelados ao processo de modernidade. Essa opinião, formulada e praticada sob os moldes e o imaginário da racionalidade do trabalho, ganhou espaço naquele período.

Os educadores argumentavam que a ortografia simplificada resultaria em efeitos didáticos desejáveis, que contribuiriam para a resolução do problema do analfabetismo no Brasil. Para eles, a simplificação da língua estava diretamente relacionada à facilitação do seu aprendizado e, conseqüentemente, do seu uso. "A ortografia simplificada eliminou em boa hora muitas dificuldades que só faziam prolongar inutilmente o tempo de ensino de leitura e escrita" (Nascentes, 1935, p. 32).

Além de "favorecer e apressar a alphabetização do nosso povo", Leite (1939, p. 93) afirmava que a ortografia simplificada "teve o apoio e aplauso de todo o professorado brasileiro", pois implicaria "economia de tempo e dinheiro, resultante da supressão de letras inúteis".

Para o Estado, defender-se das críticas dirigidas à proposta de oficialização e simplificação da língua, tendo em vista que o conteúdo do decreto não foi questionado, não pareceu difícil. Seus agentes diziam ser natural e legítimo outorgar as normas da língua escrita, já que seu aprendizado deveria ser gerenciado pela escola, instituição que, no entendimento do Estado, deveria estar sob o seu controle.

Segundo Teixeira de Freitas (1935, p. 9), autor desse decreto, as críticas à atuação do Estado sob a língua eram infundadas, pois esse decreto tinha um caráter absolutamente liberal, à medida que previa o preparo paulatino das edições antigas para a substituição pela grafia nova, além de defender que:

> Se o esforço da civilização e o incremento cultural são cousas inseparáveis, se prendem no mundo moderno cada vez mais à ação do Estado, claro que a disciplina da linguagem como manifestação de espiritualidade e cultura, não poderia mais fugir àquela influência que aliás é facto manifesto em todo mundo civilizado [...]. Não seria razoável, pois, é evidente, conservar na vestimenta gráphica do idioma um acervo enorme de letras inú-

teis, dificultando-lhe o ensino e a prática, e encarcerando sensivelmente os trabalhos typographicos numa época de progresso vertiginoso, cuja característica, como bem no-lo mostra a architetura moderna, é a rapidez, alliada à simplicidade dos meios, para attender-se a complexidade dos fins e ao complicado dynamismo da civilização contemporânea.

Essa colocação evidencia a relação direta estabelecida entre a proposta de simplificação da estrutura da língua, os ideais de produtividade e de eficiência e a uniformização da língua. Longe das inconsistências do sistema fonêmico da língua, o uso de uma estrutura simplificada consistiria num poderoso veículo para a unificação do país, justificando assim as propostas de disciplinarização da grafia do Idioma Nacional pelo Estado:

> O projeto nacionalista valoriza, em outras palavras, a uniformização, a padronização cultural e a eliminação de quaisquer formas de organização autônoma da sociedade que não fosse na forma de corporações rigorosamente perfiladas com o Estado. Daí seu caráter excludente e portanto repressor. (Schwartzman et al., 1984, p. 145)

Uma revisão histórica mostra que interferências de agentes ligados ao poder público sobre a língua resultaram na expropriação de um direito que é dos seus constituintes e usuários. Medidas de uniformização da língua não só tendem a desqualificar modos de fala e de escrita de grupos populacionais, como restringir suas formas de participação e inserção social.

No livro *1984*, escrito por Orwell (1987), mais uma vez a ficção sintetiza o presente, o passado e o futuro:

Todos os conceitos necessários serão expressos exatamente por uma palavra, de sentido rigidamente definido, e cada significado subsidiário eliminado, esquecido. Já na Décima Primeira Edição, não estamos longe disso. Mas o processo continuará muito tempo depois de estarmos mortos. Cada ano, menos e menos palavras, e a gama da consciência sempre uma pausa menor [...] É apenas uma questão de disciplina, controle da realidade. Mas no futuro não será preciso nem isso. A revolução se completará quando a língua for perfeita.

2

A institucionalização dos distúrbios e dos atendimentos especializados

As variações dialetais, consideradas o "meio mais concreto de identificação étnica" (Schwartzman et al., 1984, p. 155), de organização e autonomia dos estrangeiros, representaram um dos principais obstáculos à assimilação e subordinação desses grupos aos padrões de vida projetados pelos grupos dominantes. Razão pela qual a língua foi, ao mesmo tempo, argumento e alvo do combate aos estrangeiros,[1] em movimentos que previam:

- a desarticulação de escolas dirigidas para e por estrangeiros;
- a proibição do uso de línguas estrangeiras no espaço escolar;
- a exaltação dos valores e símbolos nacionais no material didático e no cotidiano escolar.[2]

Para além do combate aos grupos estrangeiros, todavia, a língua foi destacada pelo sistema escolar como um elemento

---

1. O combate ao estrangeiro teve alcance nacional, como uma tentativa de eliminação de formas de organização autônomas dos grupos sociais. Campos (1992) analisa como essa tendência homogeneizadora voltou-se repressivamente para os alemães, em Santa Catarina.

2. Sobre a predominância de um conteúdo nacionalizante do material didático, ver Carvalho (1992).

capaz de colaborar com o fortalecimento moral e aperfeiçoamento da raça, processo que deveria envolver toda a população e, especialmente, os pobres.

Desde o final do século XIX, formulações em torno de um Estado Nacional desencadearam formas de expansão do ensino e do processo de unificação da língua pátria. Seus agentes pretenderam, por meio da organização de um sistema nacional de ensino, reunir sob um só poder e uma só língua povos e grupos com costumes, hábitos, experiências e falas diferentes.

Ora como uma ameaça, já que identificada como a principal dimensão atribuidora de autonomia aos grupos estrangeiros desenraizados de suas fronteiras, ora como uma salvação, uma vez que sua expansão era apontada como determinante para a uniformização nacional, a língua pátria passou a ser estruturada e controlada por um sistema escolar público em construção. Coube à escola gerenciar, *no miúdo*, a unificação da língua e estabelecer, com recursos científicos, o seu ideal.

Figueiredo Neto (1988, p. 91-2) evidencia como a vinculação entre língua e escola, embora sustentada explicitamente por questões políticas, passou a assumir um caráter pedagógico: "Preocupações educacionais estiveram presentes ao se procurar conhecer a língua das crianças com o propósito de reconhecimento dos níveis de desenvolvimento da criança e explicações do uso da linguagem no processo pedagógico".

Prosseguindo em seus argumentos, o autor considera que a escola não só se preocupou em conhecer a língua pelo quanto ela poderia interferir no processo de aprendizagem das crianças, como também estendeu sua tarefa aos distúrbios da linguagem. A eliminação de tais distúrbios esteve incorporada ao papel de alguns professores que, auxiliados por outros profissionais, foram gradativamente alterando sua imagem de educadores para terapeutas. Por meio de um processo de aperfeiçoamento das estratégias de normatização dos desvios da língua, configurou-se o perfil de um especialista, culminando na oficialização da fonoaudiologia.

Neste capítulo, pretendemos analisar sobre que bases esteve sustentado o sistema educacional que institucionalizou a língua, seus desvios e procedimentos especializados para sua normalização.

A educação como método moralizador

Era consenso entre os governantes republicanos das primeiras décadas do século XX que, por terem herdado do Império um sistema educacional ineficiente e retrógrado, barreiras deveriam ser superadas para atingir uma organização à altura dos ideais de modernização e racionalização.

De acordo com essa avaliação, críticas foram tecidas contra o sistema educacional. Acusavam-no de desperdiçar dinheiro público, já que o alto índice de analfabetos em idade escolar era considerado incompatível com os investimentos realizados pelo Estado na Instrução Pública.

Críticas de outra ordem, voltadas para a natureza e para a função do ensino, foram rebatidas por agentes governamentais. Num debate instaurado pela imprensa do Distrito Federal, que se manifestou favorável a que o Estado promovesse a "alphabetização pura e simples – ler, escrever e contar – sem a preocupação de educar" (Assis, 1934, p. 71), setores governamentais discordavam dessa posição. Consideravam o povo brasileiro numa situação de "morte moral" e de "desgraça de caráter", cabendo à escola desempenhar funções mais amplas. Para esses, restringir à escola simplesmente o papel de ensinar a ler, escrever e contar significaria "criar uma multidão de inaptos letrados. Afirmavam ser preferível o indivíduo analphabeto sem educação ao sem educação alphabetizado", pois: "Sem um paradeiro dos instinctos puros, o letrado terá maior quantidade de elementos para se tornar nocivo à sociedade que o analphabeto" (ibidem).

Se a formulação de decretos e leis, destinados especialmente a deter experiências educacionais de grupos estrangeiros, acabou sendo "a expressão mais pura da tentativa de destruição de uma cultura lentamente edificada, mas que não tinha mais espaço na nova ordem política do país" (Schwartzman et al., 1984, p. 161), a expectativa em torno dos sistemas nacionais de escolarização era de que "gerasse nos jovens os hábitos, as formas de comportamento, as disposições e os traços de caráter adequados para a industrialização" (Enguita, 1989, p. 144). Traços identificados como docilidade, patriotismo, amor ao trabalho e obediência consolidaram a função disciplinadora do ensino, traduzida como educação para o trabalho.[3]

A escola era considerada responsável não só pela instrução dos alunos, mas pela integração de diferentes grupos sociais à ordem moral do trabalho.

Nesse contexto, a unificação de um sistema educativo que objetivava a disciplinarização e adaptação dos indivíduos às exigências da nova sociedade urbano-fabril passou a ser o paradigma da política educacional traçada pelas elites dirigentes.

---

3. A idéia de que a escola tem, historicamente, cumprido o papel de conduzir crianças e jovens a incorporar as relações sociais do trabalho adulto, embora seja compartilhada por muitos estudiosos em educação, assume diferentes perspectivas. Enguita (1989) chama a atenção para o fato de que essas diferenças expressam maneiras de conceber a organização social do trabalho como "algo natural, racional ou simplesmente inevitável", em que a preparação para o trabalho carrega uma "aura de necessidade e funcionalidade".

Sendo assim, articulada às tentativas de homogeneização da cultura, da língua e dos valores da população, a estratégia de ensino público e gratuito foi projetada como instrumento de formação/organização social. Não se tratava, portanto, de uma proposta concentrada em torno de interesses comuns, mas de um ensino que levasse à população analfabeta, inculta e doente, condutas de trabalho, de higiene e de lazer que veiculassem comportamentos necessários para a construção de uma nação "moderna". De acordo com essa visão, Lourenço Filho, seguido por outros educadores, compreendia que a escola pública não deveria falhar na sua "função capital", ou seja, "servir de núcleo de homogeneização das novas gerações". Afirmava que:

> As técnicas fundamentais da leitura, escrita e cálculo, os hábitos de higiene ou de defesa da saúde, as normas de polidez, as noções gerais de vida doméstica e social, a compreensão dos direitos e deveres cívicos (digamos, assim, o hábito de pensar como brasileiro), tudo isso deve ser comum a todas as escolas, ao ensino de todos os mestres. (Lourenço Filho, 1930, p. 83)

Ao assumir a tarefa de diluir as diferenças socioculturais para higienizar e padronizar a população, a escola passou a ser identificada como: "Um centro de grande actividade social, centro de coordenação e disciplina, onde se aprendem, não só as matérias instructivas, mas as disciplinas de vida" (Ramos, 1939, p. 410).

O ajustamento da pedagogia escolar às condições e aos valores da vida urbano-fabril dependia de uma reestruturação dos aparelhos de ensino. Tal fato se deu, dentre outras medidas, por meio da tecnificação e racionalização das relações de ensino, da exaltação de conteúdos nacionalistas, de testes para avaliar/classificar ritmos e aptidões dos alunos e da orientação profissional.

Incorporadas a essas iniciativas, fizeram-se presentes, nos conteúdos e métodos escolares, princípios e condutas próprios da disciplina fabril. Assim, não só o trabalho passou a ser enaltecido como alicerce moral da raça, como também foram didaticamente desenvolvidos com as crianças: exercícios disciplinares em relação ao tempo e ao espaço, práticas de submissão à hierarquia, predisposição ao cumprimento de normas e regulamentos, fragmentação e especialização do conhecimento.

Em meio a esses "ensinamentos racionalizadores", chama a atenção como o tempo era normatizado e controlado pelos educadores como uma maneira de levar as crianças a introjetar a lógica de que a pontualidade e o bom aproveitamento dos horários eram imprescindíveis para o desenvolvimento de suas habilidades e para o seu desempenho escolar e social.

Buscando enfatizar o valor produtivo do tempo e da pontualidade, mensagens moralizadoras eram transmitidas às crianças em textos didáticos construídos por oposições entre o bem e o mal.

>Jerônimo é um rapaz muito pontual.
>Cumpre honestamente todos os seus deveres com pontualidade.
>Em casa está sempre presente à hora certa das refeições.
>Ao trabalho chega sempre à hora certa.
>Paga em dia todas as suas contas.
>Cumpre escrupulosamente seus deveres de cidadão, trabalhando pelo bom nome do Brasil.
>Jerônimo é por isso rapaz muito estimado.
>Todos gostam dele.
>Miguel, irmão de Jerônimo, não conhece a pontualidade. Em vez de querido, torna-se por isso aborrecido. Levanta-se tarde.
>Toma café quase à hora do almoço.
>Almoça e janta sempre depois dos outros.

Esquece-se de pagar a quem deve e passa grande parte do dia jogando bilhar.
Miguel é um mau brasileiro, que não pode ser estimado como Jerônimo.
Um é a ordem; outro a desordem.
Sem ordem não pode haver felicidade.
Só é feliz quem cumpre escrupulosamente os seus deveres.
Segue em todos os atos de tua vida o exemplo de Jerônimo.
Imita os bons exemplos; só não terás do que te arrepender.
Quem não sabe cumprir os seus deveres acaba por desgostar os próprios pais. (Cabral, 1946, p. 88-90)

Esse texto evidencia como a escola se ocupou da disciplinarização do tempo, reforçando, nas suas diversas passagens, a estimulação ao seu bom uso, ou a desqualificação do tempo improdutivo. Marcado por um caráter fortemente moralista, o apelo em torno da necessidade de haver um tempo certo para cada coisa visava à aquisição de hábitos de pontualidade, de cumprimento de tarefas e de eficiência.

Associadas às campanhas contra a falta de pontualidade e obediência, eram transmitidas orientações visando combater e prevenir vícios prejudiciais à saúde e à vida moral dos indivíduos e da sociedade, como os costumes de beber, fumar e jogar.[4] Interessa acompanhar que o combate ao fumo, à bebida e ao jogo não estava vinculado a uma preocupação com as condições

---

4. "Outro vício terrível é o jogo. O jogador é, em geral, fumante e beberrão. Quem adquiri o maldito vício do jogo, por muito rico que seja, acaba na miséria. O jogador não merece consideração. Não se deve jogar nem por brincadeira. Brincando adquiri-se muitas vezes o vício maldito... Ninguém dá emprego a jogadores. Na minha escola há uma tabuleta com este letreiro: Odeia de morte estes três inimigos – o fumo, o jogo e o álcool" (Cabral, 1946, p. 67-8).

de vida do fumante, do bêbado ou do jogador; pelo contrário, esses eram discriminados e destituídos de seus direitos de cidadãos. Os viciados/doentes eram apontados como parâmetro do que não se esperava do bom brasileiro. Servindo como antimodelo do homem produtivo e moderno que se pretendia formar, era importante localizar e expor às crianças, na figura do "viciado", exemplos claros de ameaça ao progresso nacional.

Os preceitos morais, associados a deveres e sentimentos patrióticos, veiculavam modos de ser e de viver de acordo com o interesse de grupos específicos, preocupados em impor as novas formas de ordem social, de amor à pátria e de trabalho. Como aponta o documento de 1921, enviado ao governo pelo Centro de Indústrias de Fiação e Tecelagem de São Paulo:[5]

> As nossas indústrias, ainda no berço, por assim dizer, não tiveram tempo de fundir os seus operários no mesmo cadinho, dando-lhes um cunho inconfundível, como sói acontecer nos países em que as indústrias já vêm de longe [...] Entre nós o proletariado não é mais do que uma amálgama inconsistente de elementos heterogêneos: o tempo ainda não foi suficiente para vazá-lo na mesma forma.

A construção de um ideário de trabalhador nacional, por meio da utilização de estímulos e valores preconceituosos e sectários, visava cindir os indivíduos em produtivos ou vagabundos, e os espaços em higiênicos ou doentios.

O empenho da escola em criar um modelo ideal de homem e de sociedade não só pressupunha dicotomizações entre o bom e o mau, entre o eficiente e o improdutivo, como reduzia as possibi-

---

5. Circular, 12 abril 1921 (Arquivo Edgar Leuenroth) – Unicamp (apud Hall; Pinheiro, 1979 e 1981, p. 197).

lidades de os indivíduos intervirem, de modo consciente, nos conflitos e nas contradições característicos da realidade que viviam. Esvaziada de seus diversos e complexos significados, a realidade social era apresentada às crianças de forma simplificada, maniqueísta e estereotipada, perante a qual tinham o dever de:

> instruir-se e educar-se, de cuidar do próprio asseio e de obedecer aos preceitos de Hygiene para conservar a saúde, de adquirir hábitos de trabalho, porque o homem que nada produz é um ser inútil. E um mau homem é um mau cidadão. Os meninos que querem ser bons brasileiros devem ser filhos dóceis e obedientes aos paes, respeitosos para com os mais velhos... Na escola devem respeito e obediência aos mestres, cumpre-lhes manter-se attentos e disciplinados, estudiosos, pacientes, bem dispostos, incapazes de descortezias, amigos da ordem e do bom nome do estabelecimento. A desobediência, a sujeira, a indocilidade, a falta de amor ao estudo, aos trabalhos, aos paes e aos mestres, são imperfeições que prejudicam a prosperidade da Pátria. (Scaramelli, 1926, p. 52-3)

Nesse contexto, a obrigatoriedade de disposição de um ensino público em âmbito nacional significou, mais do que uma resposta às reivindicações de setores populares pelos seus direitos à educação,[6] uma tentativa de domesticar e ordenar a população.

Enquanto setores sociais comprometidos com uma ordem nacional republicana anunciavam a urgência da formação de uma população ordeira, saudável e laboriosa, podem-se perceber, no entanto, sinais de descompasso dessa pretensão em relação ao

---

6. Sobre as pressões e demandas de grupos organizados da sociedade paulista por mais vagas, escolas e melhores condições de ensino, ver Ghiraldelli Jr. (1987); Luizetto (1987); Mazzotti (1987).

universo de interesses sociais então vigentes. A falta de reconhecimento do ensino oficial em expansão como algo que efetivamente respondesse às necessidades gerais configurou-se como um problema para os dirigentes. Leis e multas foram instituídas com o intuito de impor a instrução aos "refratários e negligentes", pois havia aqueles que não estavam "dispostos a fazer seus filhos freqüentá-la (a escola) com a regularidade precisa" (Kuhlmann apud Mate, 1991, p. 48).

Para tanto, foram definidas formas de controle e fiscalização da matrícula e freqüência dos alunos, bem como a fixação da idade obrigatória e a inspeção escolar. Com o objetivo de manter o maior número de alunos nas escolas, a Lei n. 1.750, de 1920, instituía:

> Art. 4º - São obrigados à freqüência escolar gratuita as crianças de 9 e 10 anos de idade, sendo facultada, nas vagas, a matrícula às de outras idades [...]
> Parág. 2º - Os pais, tutores, ou quem lhes faça as vezes, são responsáveis pela inscrição e freqüência das crianças obrigadas à escola primária.
> Parág. 3º - Os pais, tutores ou responsáveis que, notificados infringir o parágrafo anterior, incorrerão numa multa... ou na pena de 15 dias de prisão, a critério da autoridade competente.[7]

No que diz respeito à fiscalização da freqüência dos alunos à escola, essa mesma lei definia que "a inspeção escolar cabe tornar efetiva a obrigatoriedade, cumprindo-lhe aplicar as penas legais".[8]

---

7. Leis e Decretos do Estado de São Paulo – 1920, Tomo III, 3ª edição. Imprensa Oficial do Estado de São Paulo, p. 39.

8. Leis e Decretos do Estado de São Paulo - 1920, Tomo III. Lei n. 1.750, de 8.12.1920. Imprensa Oficial do Estado de São Paulo, p. 36 (art. 4º - parág. 6º).

Tendo em vista que a instrução por si só era vista como uma "arma perigosa" e que a ordem era obrigar os filhos dos trabalhadores a freqüentar uma escola "moderna que instrui e moraliza, que alumia e civiliza" (Sodré, 1926, p. 27), questiona-se a expansão do ensino como conseqüência de um processo de democratização, para compreendê-la como um *método moralizador*.

Cabe acompanhar de que forma esse método interferiu nos procedimentos e relações estabelecidas no interior da escola, e como a padronização da língua foi incorporada como um dos seus principais instrumentos moralizadores.

Os agentes reformadores procuraram promover uma "educação integral", sobre uma "tríplice base": "Moral, Higiênica e Econômica" (Carvalho, 1988, p. 7). Para alcançar essas metas foi proposto um ensino "ministrado de acordo com o grau de possibilidades de cada um". Desse decorreria não só "a diminuição de repetentes para maior lucro do Thesouro e benefício da collectividade", como a seleção e o agrupamento dos diferentes na formação da cidadania brasileira.

A heterogeneidade da população que compunha o contexto escolar era alvo de inúmeras proposições, como:

> A escola não deve formar intelectuais débeis e rachiticos, mas deve proteger a saúde da nossa raça em formação tão heterogênea com suas amalgamas múltiplas, conseqüência fatal de nosso cosmopolitismo e país de imigração por excelência. (Oliveira apud Ramos, 1939, p. 427)

Afirmações dessa natureza, dirigidas a uma população urbana formada por ex-escravos, mulatos, migrantes estrangeiros (italianos, espanhóis, portugueses etc.) e nordestinos, apresentavam-se de forma ambígua. Nota-se uma maior atenção, por parte dos agentes escolares, para com os "diferentes", repercutindo no incentivo de estudos e pesquisas científicas voltados para sua definição e classificação. Esse interesse foi motivado por perspectivas de racionalização do ensino, conforme afirmações de Assis (1934, p. 71).

Enquanto em algumas falas o desvelamento e a decomposição das características individuais dos sujeitos deveriam resultar na expansão de oportunidades educacionais, outras passagens permitem avaliar até que ponto o respeito às diferenças individuais moveu tal preocupação:

> Qualquer pessoa, por escassa que tenha sido sua experiência no campo educativo, percebe logo que as crianças são diferentes... E não precisará de experiência educativa também para perceber que tais diferenças por força hão de exigir tratamento diverso... A despeito de haver, com probabilidade, uma certa identidade dos educandos, de níveis cronológicos aproximados [...] sempre há aqueles que aberram do grupo por certas peculiaridades gerais. Que providências toma a escola para dar-lhes os ajustamentos sociais eficientes? Que vão ser estes educandos mais tarde? Alguém que, tendo descoberto as próprias capacidades, seja ajustado no que faz ao que é. Ou alguém perdido na perplexidade da busca de algo a fazer? Está o jardim-da-infância e a escola primária ou secundária habilitando cada educando a, tendo saído deles, prosseguir na rota socialmente eficiente? (Rudolfer, 1941, p. 545)

Não nos parece que as vantagens anunciadas pela autora, acerca do ensino selecionado, resultaram em um avanço para os considerados diferentes, já que a esses restariam poucas alternativas caso *funcionassem* fora da "rota socialmente eficiente". Se a natureza do sujeito deixou de ser considerada um mal ou um bem em si mesmo, a capacidade em funcionar segundo as regras sociais, estabelecidas por um grupo específico, passou a sê-lo.

As diferenças individuais justificaram, acima de tudo, a discriminação e o enquadramento da população. Pretendeu-se organizar os grupos sociais de forma a adequá-los a uma *modernidade* racionalmente determinada e estratificada.

Por meio dessa análise a ambigüidade se esclarece. O reconhecimento das diferenças foi, acima de tudo, um instrumento de exercício do poder. Educadores rotulavam a heterogeneidade física e/ou moral dos alunos como uma aberração e como a causa de seus insucessos. Daí a necessidade da definição de meios objetivos para conhecer o "material humano" escolar e para organizá-lo em classes selecionadas.

Identificadas como um entrave ao funcionamento das instituições sociais e, conseqüentemente, ao progresso nacional, as diferenças passaram a ser tratadas como um problema técnico-pedagógico. Conhecê-las era uma forma de melhor dominá-las e, assim, diminuir a ameaça que representavam.

A visão de que os alunos deveriam ser enquadrados segundo suas características individuais "em grupos homogêneos, tão perfeitamente homogêneos quanto possível", constituiu, para muitos educadores, "a base da educação unificada" (Lourenço Filho, 1929, p. 292) de que o país necessitava.

Lourenço Filho (1929, p. 293), um dos idealizadores do sistema seletivo de ensino, defendia a idéia de que, organizados homogeneamente, todos os alunos teriam o direito à educação "até onde o permitissem suas aptidões naturaes". Assim, o ensino deixaria de ser um privilégio determinado pela condição econômico-social do indivíduo para, de maneira "justa" e "democrática", ser estruturado a partir do "caráter biológico" de cada sujeito.

A necessidade da "compreensão unitária da criança" levou a investigações de seu comportamento global, por meio da metodologia utilizada tradicionalmente pela biologia, ou seja, observação, descrição e levantamento de hipóteses:

> Criaram-se por isso testes para o diagnóstico de capacidades específicas, ou aptidões [...] níveis de comportamento motor apreciados por diferentes aspectos; níveis de maturidade com relação a atividades específicas; níveis de adaptação emocional e social etc. Em todos os casos, os pressupostos da pesquisa são sempre os mesmos: uma situação estimuladora bem definida, um rendimento a ser obtido do examinando, resultado esse que é comparado com os da escala que previamente se organize, mediante tratamento estatístico, como dantes se viu. Cada atributo é assim avaliado dentro de um sistema lógico e coerente, fundado em operações bem determinadas. (Lourenço Filho, 1978, p. 83)

Para obter dados pelos quais os alunos fossem selecionados, foram realizados esses procedimentos. Por meio dos seus resultados, mapeadas as diferenças quantitativas e as capacidades das crianças, a intenção era permitir aos professores, "em vez de só hierarchizar, differenciar" (Lourenço Filho, 1929, p. 300) seus alunos.

O sistema seletivo de ensino foi lançado com base nas ciências biopsicológicas e representado, no campo educacional, nos princípios da Escola Nova. Essa proposta educacional previa a participação de médicos, psicólogos, pedagogos, sanitaristas e higienistas na implantação de procedimentos técnico-científicos para classificar os escolares.

Medidas "anthropometricas e physiológicas do organismo" foram obtidas por meio de exames objetivos – porque mensuráveis –, para a formação de classes homogêneas, assim como para a identificação das causas da repetência escolar.

Com recursos técnico-especializados para a avaliação e a classificação das crianças, e com a participação decisiva de profissionais da área da saúde, tivemos nas escolas:

- a constatação de que a porcentagem de cárie entre repetentes era significativamente maior que entre os demais escolares, acarretando que a existência de cárie, por prejudicar o rendimento escolar, precisava fazer parte do diagnóstico diferencial dos alunos;
- a mensuração de peso e altura dos escolares como uma maneira de determinar o padrão físico que proporcionava aos alunos um melhor aproveitamento escolar.

Ainda com base nas condições orgânicas dos alunos, foram organizadas, com a ajuda de ortopedistas, classes para débeis físicos em diferentes escolas da capital. Os critérios utilizados para a seleção dos alunos foram:

a) crianças desnutridas;
b) crianças com vícios de atitude – dorso curvo, escápula alada, abdome saliente, pobre desenvolvimento muscular etc.;
c) crianças com desenvolvimento estatural pequeno (hipoestaturais). (Mello, 1942, p. 91)

Os educadores atribuíam a esses critérios a vantagem de fornecer dados objetivos. Porém, o principal critério de classificação dos alunos foi o seu nível intelectual, considerado herdado genética e organicamente.

O cabedal intelectual das crianças, definido como de natureza psicopedagógica, era calculado a partir do "coeficiente de cefalização – índice do valor cerebral" (Ávila, 1941, p. 619), extraído da medida direta da cabeça e, por dedução, do tamanho do cérebro. Considerava-se que o tamanho da cabeça e do cérebro interferia na aquisição do conhecimento escolar. Além dessas medidas, era realizada a aplicação do método ideovisual, denominado como teste A B C. Esse, segundo o seu principal elaborador, Lourenço Filho (1929, p. 299), deveria preceder a matrícula dos alunos, para que eles fossem repartidos em três grupos: "classes principais, classes de aceleração e classes dos débeis e instáveis".

Não bastava, todavia, a escola classificar os alunos sem lhes oferecer programas diferenciados, ou seja, métodos e tratamentos de acordo com suas capacidades e diferenças. Para controlar a presumível desintegração decorrente do convívio indiscriminado de indivíduos diferentes, foi preciso não só a orientação das escolas por meio de princípios e instrumentais médicos e psicológicos, como a inserção, no sistema escolar, de uma série de serviços complementares. Esses serviços, com maior ou menor estrutura, atuaram para abordar, no universo escolar, tecnicamente os problemas.

A escola higiênica: a clínica na escola

A inserção de serviços técnico-especializados, voltados à melhoria e conservação da saúde dos escolares, implicou a transformação do papel do educador, bem como de métodos e de recursos que compunham o universo escolar. A estruturação de propostas para atender às individualidades físicas, intelectuais, orgânicas e sociais resultou na psicologização e medicalização do campo pedagógico, tornando-o, além de moralizador, higiênico.

A ação educativa em prol da saúde, articulada ao fortalecimento da raça e ao engrandecimento da pátria, foi fruto da cooperação entre professores e especialistas da área da saúde:

> A educação higiênica na escola, penetrando profundamente na prática pedagógica, para que atinja todas as camadas sociais e

atue no interesse geral das disciplinas escolares, será indiscutivelmente um fator de renovação espiritual útil à nossa Nacionalidade... A pedagogia, atraindo a medicina para o meio escolar, adquiriu um aspecto moderno e elevado de proteção à criança e, incorporando em seu programa os ensinamentos da higiene e implantando o ideal de saúde, fez muito: além de defender o indivíduo, defende a raça, eugeniza a sociedade e oferece à nação a energia da saúde geral. (Mello, 1942, p. 76)

O Departamento de Higiene e Saúde Escolar, subordinado à Diretoria-Geral do Ensino, em correlação com o Departamento de Instrução Pública, foi criado para coordenar essa intervenção médico-escolar. Dentre suas principais atribuições, destacavam-se:

- a seleção e classificação dos "anormais";
- a especificação das suas doenças e do regime especial de que necessitassem;
- a criação de classes e escolas especiais e orientação técnico-especializada aos seus profissionais.

Tal departamento deveria intervir tanto na capital como no interior do Estado de São Paulo, para:

- inspecionar os alunos nas escolas, por intermédio dos médicos-escolares e das educadoras sanitárias, auxiliados pelos professores. Deveriam selecionar e classificar os alunos que necessitavam de cuidados especiais e encaminhá-los para clínicas;
- desenvolver, ininterruptamente, campanhas de ensinamentos da higiene e da alimentação dos recém-nascidos;
- gerenciar a Educação Sanitária. A partir de palestras e vigilância sanitária em domicílio, professores e sanitaristas deveriam ensinar a alunos e pais condutas higiênicas;

- gerenciar as escolas de saúde. A atuação de professores e educadores sanitários nos jardins-de-infância deveria ser mais efetiva, pois assim a maioria dos "defeitos", "vícios" e "moléstias" seria "saneada" precocemente;
- gerenciar as Clínicas Escolares (Distritais e uma Central), para onde eram encaminhadas crianças que, com base em observações realizadas nas escolas, nas creches e nas escolas de saúde, apontassem qualquer anomalia.

A Clínica Central oferecia serviços de: medicina geral, cirurgia geral, oftalmologia, pediatria médica, pediatria cirúrgica, otorrinolaringologia, dermatologia, psiquiatria, odontologia, observação para anormais, observação para débeis físicos, contra verminoses, farmácia, imunização etc. As Clínicas Distritais contavam com: clínica médica, clínica cirúrgica, oftalmologia, otorrinolaringologia, dermatologia, odontologia, contra verminoses e imunização.

Mais do que suas estruturas, importa analisar os serviços prestados pelo Departamento de Higiene e Saúde Escolar, por meio da clínica de otorrinolaringologia, tendo em vista a sua articulação com as práticas fonoaudiológicas em construção.

Conforme a *Revista de Otorrinolaringologia* (1934), eram realizadas nas escolas, pelo médico-escolar, a inspeção dos alunos e a seleção daqueles que necessitavam de tratamento por sofrerem de afecções, defeitos ou desvios relacionados ao aparelho auditivo, ao nariz, à garganta etc. Após o diagnóstico, crianças "doentes" eram encaminhadas à Clínica Central ou às Clínicas Distritais. Na seção de otorrinolaringologia, eram realizados:

- exame otorrinolaringológico;
- tratamento médico;
- tratamento cirúrgico;

- instrução aos pais ou responsáveis pela saúde das crianças;
- classificação dos moucos (duros de ouvido);
- classificação dos surdos-mudos;
- todos os exames necessários às pesquisas de lesões cerebrais em que entrem perturbações para os lados dos ouvidos, nariz, faringe e laringe.[9]

Também competia às Clínicas Distritais controlar as classes especiais, criadas nos grupos escolares para atender os "moucos (duros de ouvido)" (Mello, 1942, p. 86) e crianças com outros distúrbios.

Além dos serviços prestados nas clínicas e nas escolas, era de responsabilidade do educador sanitário, por meio da vigilância ao domicílio, a fiscalização da execução, pelos pais das crianças, do tratamento prescrito pelos especialistas. Dessa forma, recaía sobre as autoridades escolares não só a responsabilidade pela sanidade do escolar e pela salubridade da escola, como a instrução e disciplinarização dos cuidados que os pais deveriam ter com as crianças em suas casas. Nesse sentido, o Departamento de Higiene e Saúde Escolar deveria "incutir no público a convicção, a confiança, a obediência, aos preceitos higiênicos" (ibidem, p. 81), desenvolvendo campanhas e propagandas no meio escolar e familiar:

> A realização, porém, dessa cultura integral exige o conhecimento das leis naturais do desenvolvimento da criança, e de sua capaci-

---

9. Providências apresentadas pelo governo do Estado de São Paulo, pela Secção de Oto-rino-laringologia do 2º Congresso Médico Paulista, reunido de 6 a 11 de novembro de 1933, em relação ao plano de trabalho do Departamento de Instrução Pública e Higiene Escolar, in *Revista de Otorrinolaringologia*, São Paulo, v. 2, n. 1, p. 63, 1934.

dade física e mental em relação estreita com a sua vida familiar e social, seus hábitos higiênicos, sua saúde, sua capacidade de trabalho, estabelecendo a correlação entre o lar e a escola, para que produzam os desejados resultados os ensinamentos que recebe da educadora sanitária e da professora. (Ibidem)

Essa abordagem integral pretendia promover a profilaxia social, reiterando a *função moralizadora da escola*.

A vinculação entre os campos da saúde e da educação, que resultou na estruturação de instituições e procedimentos médico-escolares, fez parte de um amplo movimento de aparelhamento de ação técnico-científico no ensino. Esse procurou intervir, por meio da criança inserta no meio escolar, familiar e social, nas formas de organização, nos valores e comportamentos cotidianos da sociedade.

Nessa direção, o papel dos médicos e dos professores nas escolas, como agentes higienizadores e moralizadores, esteve sustentado e difuso na imagem de um profissional especializado: o médico-escolar. "O médico-escolar deve ser ao mesmo tempo higienista e clínico, quando não também pedagogo" (ibidem, p. 76).

A fusão de papéis e de formas de atuação específicas, realizadas pelo médico-escolar, não só alterou a inserção social dos médicos e dos professores, como provocou uma mudança na representação do espaço escolar e clínico. Como especialista da clínica, da higiene e da educação, o médico-escolar assumiu um caráter profilático, educativo e terapêutico, ao mesmo tempo que a clínica/escola e a escola/clínica – como instituições normatizadoras – passaram a ser identificadas, prioritariamente, como espaços modeladores.

A ação do médico-escolar conjunta à do professor passou a representar a união de duas forças disciplinares que estavam destinadas a funcionar de forma eficiente.

Tendo em vista que a fonoaudiologia foi constituída como um desdobramento desse processo, ou seja, do embricamento de atuações médicas e escolares que visavam, dentre outras coisas, unificar e normatizar a língua, podemos analisar, historicamente, as dificuldades e divergências para a definição de sua área de conhecimento/atuação.

Interessa-nos chamar a atenção para o fato de que as tentativas de delimitação da área e da natureza da fonoaudiologia não devem ser tratadas apenas como um embate de pressupostos, ou como uma disputa pela conquista de campos de trabalho de profissionais afins, mas referendadas e compreendidas como historicamente determinadas.

Podemos acompanhar, por definições sobre a especificidade da fonoaudiologia, que de forma geral ela é identificada em razão de sua articulação com outras áreas profissionais. A análise das condições históricas que levaram a fonoaudiologia a se configurar como uma área híbrida oferece elementos para a compreensão do porquê a atuação do fonoaudiólogo é identificada não só com a do médico, como com a de um professor particular.

Atualmente, são comuns definições que consideram a fonoaudiologia como auxiliar e/ou subordinada a algumas especialidades médicas, com o argumento de ser a responsável pela aplicação de testes necessários para a conclusão de diagnósticos ou, ainda, por contribuir em tratamentos definidos por médicos. Dessa visão, decorre a caracterização da fonoaudiologia como uma profissão paramédica e, conseqüentemente, como pertencente à área da saúde.

A identificação do fonoaudiólogo com o professor particular tende a ser justificada em razão de abordagens fonoaudiológicas que, com base em princípios e procedimentos desenvolvidos tradicionalmente no contexto educacional, objetivam o bom desempenho escolar de crianças consideradas portadoras de distúrbios da linguagem. A aproximação da fonoaudiologia com o campo da educação implica a sua inserção nas chamadas Ciências Humanas.

Essas posições, recorrentes na atualidade, apontam para a perspectiva de que as diferentes definições e conflitos vividos pelos fonoaudiólogos em relação à sua identidade profissional não se referem apenas ao presente, tampouco podem ser superados por entendimentos e resoluções corporativos. O enfrentamento dessa questão passa, necessariamente, pela explicitação histórica de sua constituição.

3

Distúrbios da linguagem: um sintoma da doença social

As línguas são organismos vivos. Infinitamente complexas, mas ainda assim são organismos. Têm dentro de si uma certa força vital e certos poderes de absorção e de crescimento. Mas elas podem apodrecer e até morrer. Uma língua mostra que traz dentro de si o germe da dissolução de várias maneiras. Atividades mentais que um dia foram espontâneas tornam-se mecânicas, hábitos cristalizados (metáforas mortas, símiles vulgares, *slogans*). As palavras ficam mais compridas, mais ambíguas. Em lugar de estilo, surge a retórica. Em lugar de uso comum preciso, surge o jargão. Os vocábulos estrangeiros e as palavras emprestadas deixam de ser absorvidas na corrente sangüínea da língua nativa. São apenas engolidos e permanecem como uma intrusão alienígena. Todas essas falhas técnicas somam-se à falha essencial: a linguagem deixa de estimular o pensamento e apenas o confunde. Em vez de carregar cada expressão com a maior energia e ausência de rodeios disponível, afrouxa e dispersa a intensidade de sentimento. A língua não é mais uma aventura (e uma língua é a maior aventura de que o cérebro humano é capaz). Em suma, a língua não é mais vivida; é apenas falada.

(George Steiner, *Linguagem e silêncio*)

Da questão política das variações dialetais ao campo científico dos distúrbios da comunicação

> O Brasil é um vasto hospital.
>
> (*Miguel Couto*)

Retomando a representação de que o Brasil era portador de doenças sociais, em razão das degenerações físicas e morais em que viviam grandes contingentes populacionais e a maioria dos seus trabalhadores, colocamo-nos diante da lógica do discurso higienizador propagado por médicos, engenheiros, educadores e outros agentes ligados às instituições público-governamentais. Esses técnicos anunciavam que o Brasil, em especial os centros urbanos, deveria estar livre de pestes e de focos de contágio, bem como seus habitantes protegidos de vícios e da promiscuidade.

Análises como as realizadas por Machado (1978), Luz (1982) e Cunha (1986), sobretudo quanto à articulação dos discursos médico-psiquiátricos com a problemática urbana, têm como referencial perspectivas de compreensão mais abrangentes, por meio de diálogos com formulações histórico-sociais.

Os agentes *higienizadores*, embora admitissem as condições de insalubridade e a falta de infra-estrutura dos centros urbanos como geradoras de doenças e de focos de contaminação, pretendiam propagar "a metáfora médica do contágio-risco imediato" e consolidar a

> necessidade de esquadrinhar, conhecer e organizar a população da cidade, definindo lugares e destinos para cada categoria, estabelecendo disciplina e rotinas, criando regras capazes de transformar a multidão disforme e ameaçadora em um laborioso e pacífico formigueiro humano. (Cunha, 1986, p. 30)[1]

---

1. Cunha (1986) aponta que "a preocupação em direção à edificação de cidades higienizadas teve como fundamento a rápida industrialização e

Diante da multiplicidade racial e cultural, foi mobilizado um conjunto de instituições e agentes em direção ao combate às diversidades, uma vez que essas eram apreendidas como *sintomas da anormalidade* social, pondo em risco o progresso do país. Compondo o rol dessa doença social, os "defeitos da palavra" destacavam-se como um dos sintomas que comprometiam diretamente a integridade da nação, à medida que explicitavam a desagregação e a fragilidade da raça brasileira.

Para combater tais defeitos foram desenvolvidos, por todo o país, estudos sobre os diferentes usos da fala e da escrita da população, tornando possível fixar e sistematizar os *defeitos* da língua e, em contraposição, ditar uma forma padrão de comunicação.

Estudos voltados a captar as diversidades da linguagem da população investigaram, fundamentalmente, a influência que a fala dos estrangeiros e de brasileiros considerados estrangeiros exerceu sobre a língua nacional. Esse fato implicou o avanço significativo de pesquisas acerca da pronúncia desses migrantes, priorizando a caracterização dos sons produzidos nas falas, como se as diferenças de hábitos e costumes pudessem ser contidas, uma vez controlada e unificada a língua. Esses estudos eram valorizados e interpretados como:

> a reação natural contra o progressivo abastardamento que a língua vem sofrendo por influência das multíplices imigratórias [...] a reação salvadora da pureza da linguagem contra a reação deletéria da anarquia. (Gueiros, 1937, p. 556)

---

a imigração massiva que transformaram a antiga e pacata vila [referindo-se particularmente a São Paulo] em uma espécie de Babel moderna, repleta de línguas e costumes diferenciados e, sobretudo, povoada por novos personagens sociais: o operário e o industrial, o imigrante estrangeiro, o negro liberto, ex-escravos subempregados que ocupavam rapidamente novos espaços de moradia, vida e trabalho".

Disciplinas como a Fonética e a Lingüística tiveram grande participação nas pesquisas desenvolvidas nessa direção, conforme evidenciam trabalhos apresentados no I Congresso de Língua Nacional Cantada, em 1937, em especial na tese "Pronúncias regionais do Brasil". Nessa, Roquete Pinto, pelo Departamento da Cultura e da Discoteca Pública da cidade de São Paulo, organizou um estudo das pronúncias regionais brasileiras, no qual o Brasil foi dividido em sete zonas fonéticas: Norte, Nordeste, Bahia, Distrito Federal, São Paulo, Minas Gerais e Rio Grande do Sul. De cada uma dessas regiões, fixou em disco a pronúncia de dois indivíduos, um culto e outro inculto, para que, comparativamente, fosse possível legislar em prol daquela que deveria ser seguida por toda a nação. Para exemplificar essa tendência, baseada na premissa de ser necessário registrar e descrever para, posteriormente, hierarquizar as várias línguas faladas no Brasil, podemos recorrer a outras apresentações desse Congresso, como: "Problemas de fonologia carioca", "Notas da linguagem rio-grandense", "O subdialeto do Nordeste", "Contribuição ao estudo da pronúncia cearense" e "Subsídios para o estudo da língua no Pará".

Interessa chamar a atenção, primeiramente, para o fato de que a relação que a fonoaudiologia estabelece atualmente com a lingüística vem sendo configurada desde o início das práticas fonoaudiológicas. Isso permite compreender que os conhecimentos derivados da lingüística estiveram comprometidos com a constituição de um profissional especializado em normatizar e padronizar a língua. Portanto, a forma como o fonoaudiólogo usou e continua usando os recursos oferecidos por essa área não se refere a simples *empréstimos* de conhecimentos em razão da maior tradição científica dessa disciplina, mas revela a importância que tais conhecimentos têm e tiveram na configuração da natureza de sua intervenção social.

Um segundo ponto a ser analisado é que os estudos acerca da heterogeneidade contida nas falas dos diferentes grupos sociais, em vez de motivados pelo reconhecimento e pela valorização das particularidades desses grupos, resultaram em tentativas de localizar objetivamente o lugar dos desvios e de circunscrever, com argumentos científicos, a língua ideal. Pela descrição minuciosa das diferenças apresentadas por esses grupos, procuraram, mais que amenizar ou eliminar as chamadas doenças e os prejuízos que dessas decorrem, instituir regras de conduta social. Dessa forma, foi perseguido na construção do "ser anormal, um ideal de normalidade".

Paralelamente aos estudos voltados à descrição das falas dos ditos desviantes e/ou patológicos, foi elaborado um discurso de maior alcance social, por meio do qual foi delineado não só um ideal de brasileiro, como também a língua que esse deveria usar.

Apesar das divergências em relação à forma pela qual a língua padrão foi instituída – já que para alguns especialistas deveria ser escolhida uma dentre as diversas pronúncias existentes, enquanto, para outros, tal língua só poderia ser definida após serem registrados e selecionados os fonemas encontrados no Brasil pelos gabinetes de fonéticas –, todos concordavam com a idéia de que: "O Brasil encontrará nesta língua padrão escolhida, que de Norte a Sul se normalizará [...] orgulho de consentimento nacional, um treino de disciplina, uma organização consciente, um fator verdadeiro de unidade".[2]

Para tal escolha, prevaleceu a posição do Departamento de Cultura da Cidade de São Paulo, dirigido por Mário de Andrade, que defendeu a eleição de uma pronúncia praticada e experienciada entre nós. Tal posição, de acordo com a maioria dos especialistas, afirmava existirem razões históricas para que a língua

---

2. Anais do ICLNC, São Paulo, 1937, p. 57.

falada no Rio de Janeiro, Distrito Federal, fosse a mais correta e, conseqüentemente, instituída como a língua pátria.

A definição de um padrão próprio da língua falada no Brasil era apontada como condição para que a unificação da língua tivesse sucesso em nosso país:

> A língua portuguesa; é esta, entretanto, que a escola continua ensinar [...] Nós brasileiros, presos a gramática – portuguesa –, somos vítimas de uma desintegração dolorosa de nós mesmos. O homem brasileiro, vivendo no ambiente brasileiro, herdeiro de tradições que lhe dão um "caráter" próprio, tem exigências de expressões e de linguagem de acordo com esse caráter.
>
> À medida que o meio social foi armando sua estrutura autônoma, diferente do português, começou o brasileiro a moldar a sua construção lingüística e traçar rumos gramaticais, de acordo com o seu feitio. Criou a sua língua. (Nascentes, 1935, p. 17-8)

A essas observações seguia a determinação de que a capital do Brasil era onde melhor se falava. Embora todos admitissem que o português, em razão de características culturais do país, havia sofrido alterações em relação ao falado em Portugal, o Rio de Janeiro foi identificado, desde a vinda da família real, como o "centro mais culto do país" e, portanto, o modelo a ser seguido: "Quer pela atuação política social, quer pela própria cultura, a capital da República está indubitavelmente indicada para fornecer o padrão ortoépico normal" (ibidem, p. 84-5).

Embora fosse óbvio que o modo de a população do Distrito Federal falar não era homogêneo, insistiram nas tentativas de fixar um padrão adotado nessa Unidade da Federação como um modelo de língua. A instituição de uma língua padrão, além de cumprir o papel de reiterar um espaço de concentração do poder, tratou de fixar uma língua imaginária que, conforme discute Orlandi (1988, p. 30), tem por objetivo "o apagamento dos locutores, do falante. Conseqüentemente, se apaga a língua e os sentidos próprios, já que falante, língua e sentidos são inseparáveis, se condicionam mutuamente".

Os argumentos utilizados pelos especialistas para a afirmação da superioridade da língua falada no Distrito Federal, além de ocultar que os grupos dominantes exerciam seu poder pela e na linguagem, partiam do pressuposto de que língua é um sistema fixo e normativo, negando sua natureza social e, portanto, sua dimensão política. Tais argumentos ocultavam o fato de que, em todas as formas de organização política, as variações de linguagem são dispostas em hierarquias sociais que, de maneira geral, são oficialmente reforçadas. Como já chamou a atenção Bakhtin (1986, p. 14):

> [...] a palavra é a arena onde se confrontam os valores sociais contraditórios; os conflitos da língua refletem os conflitos de classe no interior mesmo do sistema: comunidade semiótica e classe social não se recobrem. A comunicação verbal, inseparável das outras formas de comunicação, implica conflitos, relações de dominação e de resistência, adaptação ou resistência à hierarquia, utilização da língua pela classe dominante para reforçar seu poder etc.

Para justificar, entretanto, que no Brasil uma dentre as várias manifestações da língua foi escolhida como a perfeita, descrições dos diferentes modos de fala foram realizadas, assim como formas de instituir a língua padrão.

Entre as várias iniciativas do Serviço de Fonética, ligado ao Laboratório de Investigações Educacionais de São Paulo, chama a atenção uma pesquisa que buscava características fonéticas a partir do levantamento do "Vocabulário Infantil" de crianças moradoras na cidade de São Paulo, com o intuito de organizar um perfil fonético das crianças, denominado "Atlas lingüístico infantil". Fizeram parte desse estudo 4.046 crianças, entre três e doze anos, insertas nos parques infantis, em escolas da prefeitura e particulares de diferentes bairros da cidade. As conclusões de tal pesquisa foram: "Dos dados coletados também extraiu-se a relação dos diferentes idiomas empregados pelos familiares e a predominância das nacionalidades (idiomas) em relação aos bairros, encontrando-se 32 nacionalidades".[3]

Subjacente à visão de que os distúrbios da linguagem, detectados nas falas das crianças, eram decorrentes do uso e/ou contato com outros idiomas estava a indicação de que a causa dos distúrbios situava-se na família. Nesse caso, as *impurezas* e os *defeitos* da palavra eram considerados provenientes da origem social e/ou da raça das famílias. Com base nessa visão, as famílias deveriam deixar o ensino da língua sob a responsabilidade da instituição escolar. Assim, a escola reforçava seu papel no projeto de regeneração e aperfeiçoamento da "raça": "A Escola é preciosa colaboradora na formação da nacionalidade. Considerando que a Escola é a transcendente oficina onde se forma o cidadão" (Mello, 1942, p. 75).

Uma vez que a tarefa de ensinar a língua passou a ser da escola, a educação da fala esteve incluída no currículo escolar, tanto na formação das crianças como na dos próprios professores.

Diante da tarefa de educar/corrigir a fala, os professores consideravam que o pior problema era eliminar os "vícios das pronúncias dos alunos", pois "só depois de realizar o trabalho de uniformização da fala" as crianças poderiam "atingir uma correta e bela locução" (Nascentes, 1935, p. 42).

---

3. Segundo Figueiredo Neto (1988), as informações sobre o "Vocabulário Infantil" foram extraídas de Cardoso & Grosmann (s.d., p. 90).

Argumentações dessa natureza justificaram o desenvolvimento, nos parques infantis e no ensino primário e secundário, de procedimentos corretivos com os seguintes objetivos:

I. Ginástica respiratória – desenvolver uma respiração perfeita para melhorar a voz. Ainda poderia ser usada a espirometria para registrar a variação da capacidade pulmonar.
II. Música – contribuir para a educação do ouvido.
III. Teatro infantil – corrigir a voz e vícios das falas das crianças.
IV. Hora do canto ou de história – corrigir vícios das falas das crianças. (Miranda; Reis, 1937, p. 271)

Na perspectiva de que caberia à escola a higienização da língua falada, em 1930 foi dirigida ao Diretor-Geral da Instrução Pública do Distrito Federal uma carta na qual educadores relatavam a variedade de pronúncias dos alunos e pediam que "providenciassem a respeito de fixar um padrão". Posteriormente, em 1932, foi aprovada, sob a direção de Anísio Teixeira, a introdução de uma matéria, a título facultativo, que propusesse exercícios de elocução. O trabalho dos professores responsáveis por essa disciplina deveria seguir o seguinte pressuposto: "A pronúncia correta compreende a ausência de vícios... A missão do professor é falha se não conseguir obter de seus alunos pronúncia correta" (Nascentes, 1935, p. 37).

Para atingir tal objetivo, foi introduzida em cursos de formação de professores, como o Curso Normal do Instituto de Educação do Distrito Federal, a disciplina Metodologia da Linguagem que, para desenvolver atitudes de eficiência técnica e científica na investigação e no ensino das questões relativas à linguagem, abordava, segundo Budin (1949):

- conhecimento da natureza e função da linguagem;
- conhecimento dos fundamentos psicológicos do ensino da linguagem;

- conhecimentos metodológicos do ensino de linguagem: anomalias e perturbações da linguagem;
- conhecimentos da organização técnica do ensino da linguagem;
- despertar o amor e o zelo pela pureza e elevação do idioma nacional.

Sob essa perspectiva, a valorização do professor esteve associada à figura de um profissional técnica e cientificamente *bem* formado, em contrapartida à desqualificação dos pais no cuidado às crianças. Essa posição não só abriu espaço para a consolidação do discurso da competência especializada, como fez parte dos conflitos gerados pelas estratégias de desapropriação e moralização da cultura e dos costumes dos "estrangeiros", considerados como todos aqueles que representassem uma ameaça aos interesses da "nação".

Recorrendo a princípios moralistas, a imposição da educação escolar surgiu como uma tentativa de desarticulação de grupos socioculturais. Além de restringir o convívio das crianças com seus familiares, pretendia afastá-las do convívio comunitário e da diversidade cultural que esses conferiam.

Importa notar que não bastava que a população mais pobre e/ou de migrantes fosse desapropriada de suas línguas de origem e passasse a utilizar a língua pátria/língua padrão. Era necessário extirpar de suas falas os inúmeros sotaques e pronúncias, pois nesses se apresentava a heterogeneidade da população, considerada o principal fator do atraso e da desagregação nacional. A idéia de que a sonoridade das palavras era reveladora das condições em que se encontravam a unidade e a pureza da raça/nação apoiava-se no pressuposto de que não existe palavra sem sonoridade racial e de que não existe modernidade sem raça eugenizada e unificada.

Assim, agentes envolvidos no controle da língua empenharam-se em higienizar a sonoridade/musicalidade da língua dos diferentes grupos sociais, pois compreendiam que tais aspectos, com os seus meios simbólicos e significados próprios, estavam relacionados a uma identidade e a uma subjetividade não-verbal.

Nesse contexto, o rádio e o cinema, denominados como a "escola dos que não têm escola" (Pinto, 1927a, p. 82), foram utilizados como instrumentos de moralização da população, capazes de ampliar o raio de ação da instituição escolar.

A audição do rádio, que se realizava na intimidade do lar, no local de trabalho, nos espaços de lazer, passou a ter papel predominante na veiculação e no enaltecimento dos valores cívicos e patrióticos, bem como no controle e na unificação dos significados e valores culturais/econômicos/sociais contidos na dimensão auditiva/sensorial da linguagem. Daí a importância das formulações de Lenharo (1986, p. 41), ao apontar que:

> O rádio permitia uma encenação de caráter simbólico e envolvente, estratagemas de ilusão participativa e de criação de um imaginário homogêneo de comunidade nacional. O importante do rádio não era exatamente o que era passado e sim como era passado, permitindo a exploração de sensações e emoções propícias para envolvimento político dos ouvintes. Efeitos sonoros de massa podiam atingir e estimular a imaginação dos radiorreceptores, permitindo a integração, em variados tons entre emissor e ouvinte, para se atingir determinadas finalidades de participação política.

Entre os dispositivos utilizados para combater as diferenças socioculturais expressas na linguagem da população incluía-se também o cinema. Visto como um instrumento privilegiado para uma educação cívica, esse era considerado capaz tanto de "influir beneficamente sobre as massas populares, instruindo e orientando, instigando os belos entusiasmos e ensinando as grandes atitudes e as nobres ações",[4] quanto de combater o uso pernicioso da "linguagem inconveniente, pela informação errada, pela sugestão imoral ou impatriótica, pela encenação do mau gosto".[5]

Daí a necessidade de o Estado intervir em sua direção e programação, para que, como aparelho de educação popular e recurso didático de ensino, o cinema realizasse sua missão disciplinadora. Para tanto, foi instituída a censura cinematográfica, regulamentada, inicialmente, por normas especiais de cada Estado, e "sua execução entregue à polícia local, da cidade, vila ou vilarejo",[6] onde se exibiam filmes. Em 1931, atendendo à solicitação da Associação Brasileira de Educação, a censura policial foi transformada em censura cultural, passando essa responsabilidade pelo processo de exame dos filmes.

Como parte do projeto de nacionalização do cinema, "dando novo sentido educativo brasileiro" aos filmes, foram desenvolvidos, pelo Instituto Nacional de Cinema Educativo (Ince), estudos que pudessem colaborar tecnicamente com a padronização da fala nos filmes exibidos. Além de realizar cópias sonoras em língua nacional de filmes estrangeiros, "cortando ou ampliando os documentos originais",[7] de acordo com os interesses

---

4. Arquivo Gustavo Capanema. G.C. 34.09.22; Schwartzman et al. (1984, p. 87).

5. Arquivo Gustavo Capanema. G.C. 34.09.22; Schwartzman et al. (1984, p. 87).

6. Arquivo Gustavo Capanema. G.C. 35.00.00/2, "História do Cinema Educativo no Brasil", publicado pelo Ministério da Educação e Saúde - Instituto Nacional de Cinema Educativo, 1939, p. 1.

7. Arquivo Gustavo Capanema. G.C. 35.00.00/2, "História do Cinema Educativo no Brasil", publicado pelo Ministério da Educação e Saúde - Instituto Nacional de Cinema Educativo, 1939, p. 8.

cívico-educativos, pesquisas de "fonética experimental" buscaram descrever a pronúncia do idioma nacional em diversas regiões do país. Os resultados dessas pesquisas foram apresentados no I Congresso de Língua Nacional Cantada, como uma contribuição do Ince para a fixação de uma língua padrão.

Paralelamente aos distúrbios da linguagem apontados como um dos *delicados problemas na cultura nacional*, assim classificados em razão das variações dialetais, um discurso pretensamente científico pôde ser apreendido, em torno dos mecanismos envolvidos na produção/recepção da fala e dos seus desvios, associando-os a uma dimensão individual e orgânica.

Já nesse período, variados agentes procuraram não só fixar um padrão de língua, como instituir a idéia do "falar bem" e do "saber ouvir", por meio da qual foi sendo estabelecida a dicotomia entre o falar e o ouvir.

A fragmentação do sujeito como emissor/receptor de um sistema previamente estabelecido esteve fundamentada em uma visão funcionalista da linguagem. A utilização desse modelo, em que "o ser falante" e "o ser ouvinte" são tomados como partes distintas e independentes do sujeito na realização de uma língua, era compatível com os princípios de racionalidade e produtividade, em que a técnica e a neutralidade eram apontadas como garantia de eficiência e modernidade.

Assim, a ênfase na fragmentação e na neutralidade da língua e do sujeito, por meio da decomposição e da mecanização do processo de constituição da linguagem, indicava não só para a possibilidade do controle pleno da linguagem, como para a necessidade de designar, a um profissional especializado, a responsabilidade pelo diagnóstico/tratamento das "partes" envolvidas na "comunicação" dos sujeitos.

É importante notar que o distanciamento entre o ouvir e o falar influenciou de forma decisiva a constituição dos conhecimentos e das práticas fonoaudiológicas, o que nos permite compreender as razões históricas de uma das mais profundas cisões da fonoaudiologia: a configuração da audiologia e da linguagem como *áreas* independentes e autônomas. Reduzir a linguagem a um sistema compartimentalizado em dois mecanismos – recepção e emissão – permitiu que aspectos da produção da fala como respiração, articulação, voz e pronúncia fossem analisados e descritos separadamente dos elementos envolvidos na audição/recepção.

A linguagem assim entendida era apresentada como um comportamento mecânico, em que o sujeito era um mero receptor e reprodutor de uma língua pronta.

Com base na visão de que a língua não é constituída, mas apenas falada pelo homem, podemos compreender por que a fala e a audição foram abordadas com base em enfoques organicistas e mecanicistas.

Nesse sentido, a possibilidade de articular os primeiros sons e os que posteriormente são adquiridos pela criança foi explicada como resultado da movimentação feita pelos lábios da criança, desde a mais tenra idade, para sugar o leite. Nascentes afirmava que "a criança já estava habituada a esses exercícios, pois quando sente a necessidade de mamar move os lábios", e pelo fato de o movimento de sucção "assemelhar-se aos monossílabos mã... mã... mã..., ela emite o vocábulo mãe" (Nascentes, 1935, p. 20). Para professores e outros especialistas, as consoantes labiais precedem as demais, na evolução da linguagem, em razão da freqüência com que os lábios das crianças executam, na sucção, os movimentos necessários para a articulação desses sons.

Essas explicações foram formuladas à luz de conhecimentos da fonética e da medicina, áreas solicitadas a fornecer base "científica" às descrições até então realizadas empiricamente. Conhecimentos produzidos por essas áreas, além de contribuir na comprovação de que a origem dos indivíduos era um fator responsável pelos seus "distúrbios" da fala, permitiram a hierarquização de etapas de aquisição da fala normal.

Nesses estudos, o uso da língua não era abordado como ativo e constitutivo. Os *hábitos lingüísticos* estudados que consistiam na fala de brasileiros de diferentes regiões do país, nos dialetos de grupos estrangeiros, nas características físico-funcionais dos sons e dos órgãos fonoarticulatórios foram considerados comportamentos estanques e não processos de significação em constante transformação. Ao mesmo tempo que a linguagem, capaz de abarcar a totalidade da experiência humana uma vez que atribui significado a ela, foi reduzida a um comportamento, os sujeitos passaram a ser abordados como simples instrumentos de comunicação. Assim, a linguagem passou a ser analisada como fala-objeto, e o homem, como um corpo-máquina.

Nesse contexto, ganhou terreno a compreensão do indivíduo como um corpo composto por órgãos que funcionam por meio de várias engrenagens, sendo a fala uma delas.

Assim, foi desenvolvida a noção de que a produção e o desenvolvimento da linguagem estavam relacionados a outras engrenagens/funções, como nutrição, sucção, mastigação e deglutição. Conforme já apresentamos, havia a explicação de que, para a criança, além da produção do fonema /m/ e da palavra "mamãe", o surgimento de outras consoantes labiais, /p/ e /b/, era uma *tentativa espontânea* relacionada às "primeiras fases da aprendizagem, dependente das funções de nutrição" (Nascentes, 1935, p. 20).

Na relação entre a alimentação e a aquisição dos fonemas, estabelecida desde a origem das práticas fonoaudiológicas, residem:

- grande parte dos recursos que nortearam e continuam norteando seus procedimentos clínicos;

- a estreita ligação que a fonoaudiologia firma com a fonética e com a ortodontia.

Era crença, naquele período, que, para obter uma boa articulação, entendida como "exato movimento dos órgãos fonadores para a pronúncia perfeita do som", eram necessárias a "remoção de causas patológicas" e a "correção dos defeitos da arcada dentária" (Miranda; Reis, 1937, p. 273).

Da mesma forma, encontravam-se descritos mecanismos envolvidos com a produção da fala por meio dos quais ganha sustentação parte dos procedimentos clínico-fonoaudiológicos. A exposição do Dr. Lellis Cardoso, assistente técnico do Instituto de Organização Racional do Trabalho (Idort),[8] no I Congresso de Língua Nacional Cantada, teve por objetivo apresentar os principais aparelhos destinados aos "estudos científicos" do som da fala, denominando os órgãos vocais como o instrumento que produz a fala. Tais órgãos consistiam em:

- foles – aparelho respiratório;
- cordas vocais – aparelho vibratório;
- ressonador e articulador – aparelho produtor da fala e qualidade.

O aparelho respiratório era descrito como composto por tórax, diafragma e pulmões, desempenhando a função de coligir, comprimir e controlar o ar. As cordas vocais, como dobras espessas de membrana que se estendem, cruzando a superfície interna da laringe e dando margem ao processo de vocalização. Quando as cordas estão juntas, ou a glote (abertura entre as cor-

---

8. Instituto fundado em 1931 em São Paulo por empresários e grupos técnicos, para estudar, aplicar e controlar questões de racionalização do processo de trabalho (cf. Antonacci et al., 1987).

das vocais) está fechada, a força de ar causa a vibração e elas se separam, produzindo a vocalização. Foi verificado, ainda, que as vibrações produzidas pelas cordas vocais se convertem em som com a ajuda da laringe, a qual, semelhante a um funil, contém as cordas vocais e se comunica com a faringe por meio da epiglote. Esta, por sua vez, tem por função fechar o citado orifício na deglutição e deixá-lo aberto na respiração.

Quanto ao aparelho produtor da fala e da qualidade da voz, encontram-se descrições dos aparelhos ressonador e articulador. O primeiro formado por laringe, faringe e boca (dentes, maxilares, lábios, língua) e pelas cavidades ressonadoras acessórias, sendo a mais importante o nariz, determinando a qualidade ou timbre da voz (Cardoso, 1937, p. 523-4). Também em relação aos mecanismos e às estruturas envolvidas nesse processo, encontramos em outros documentos descrições detalhadas:

> Durante a fala, a comunicação existente entre a rinofaringe e a bucofaringe, esta ora aberta, ora fechada; a interrupção se faz por um mecanismo complexo, que compreende o levantamento do véo do paladar, com a contração da úvula e conseqüentemente aduçamento dos bordos à parede posterior da faringe. Além disso contrai-se o músculo constritor superior da faringe, estreitando o arco formado pelas paredes laterais e posteriores da mesma [...]
> Quando a passagem para a rinofaringe está interrompida, deve a corrente aérea sair pela boca, caso que se dá na pronunciação das vogais [...] Na pronunciação das consoantes rinófonas, n, m, mg, está interceptada a passagem pela boca, escapando-se a corrente aérea sonora pelo nariz.[9]

---

9. Deparamos, complementando essa definição, com a técnica para ser comprovado e testado o mecanismo de ressonância nasal: "Colocar-se

O aparelho articulador, definido pelo Dr. Lellis como o que, por meio da boca modificada pelos movimentos dos lábios, da língua e dos maxilares, era responsável pela modificação da voz, produzindo os diferentes sons das vogais e das consoantes. Para a articulação das vogais compreendia-se que as diferenças mais visíveis dependiam da:

> Posição da língua, isto é, se ela é alta, média ou baixa na boca; qual a parte da língua que é elevada, se é a parte da frente, do meio ou do fundo; a posição dos lábios quanto a sua altura etc. (Cardoso, 1937, p. 525)

Já a articulação das consoantes era explicada como decorrente do contato dos lábios e da língua com outras partes da boca, e pela separação do som influenciado pela ressonância nasal, respiração e vibração das cordas vocais. Para a compreensão da formação das consoantes, era necessário considerar:

> A posição da língua, si ela está acima ou abaixo dos dentes, da gengiva; si a corrente de ar faz vibrar as cordas vocais produzindo som vocal ou si é levada às fossas nasais produzindo som nasal; a posição dos lábios abertos ou fechados, retraídos, abaixados. (Ibidem)

Encontramos, ainda, a caracterização da voz a partir da altura, intensidade e timbre. Enquanto a altura era considerada

---

um espelho diante das narinas, pronunciando em seguida vogais ou sons rinófonos. No último destes casos, a superfície polida ficará embaciada". É importante ressaltar que tal técnica ainda é largamente utilizada por fonoaudiólogos (cf. *Revista Brasileira Otorrinolaringologia*, n. 6, nov./dez. 1935, p. 543).

decorrente do número de vibrações das cordas vocais, determinadas pelo seu comprimento, pela largura e pela tensão,[10] a intensidade era descrita como resultado da amplitude de vibrações das cordas vocais, dependentes da força das ondas sonoras. Por último, ao timbre da voz, condicionado pelo modo de respirar, pelas condições das cordas vocais e pela ressonância, eram atribuídas as emoções e a personalidade dos indivíduos:

> A qualidade da voz muda em conformidade com o sentimento do indivíduo; na expressão de sofrimento, fraqueza, a fala é produzida em tom brando, macio; quando expressando fervor, ardor, falamos em tom cheio, volumoso; na expressão de vingança, ódio, o tom será áspero, desigual. (Cardoso, 1937, p. 531)

Os estudos que fragmentavam a linguagem em mecanismos de recepção e de emissão para descrever a produção e as características de fala/som também buscaram compreender *como* e *em que* condições a fala era ouvida e decodificada.

A higienização do som, requisito para o projeto de purificação e nacionalização da língua, motivou a realização de pesquisas sobre as estruturas e os mecanismos envolvidos na audição normal e patológica. Para tanto, foi necessário criar recursos técnico-científicos para diagnosticar e promover a educação da audição.

A discriminação perfeita dos sons foi apontada como um dos fatores básicos da higienização da fala. Acreditava-se que,

---

10. "A altura da voz está em razão direta com a tensão; quanto maior for a tensão das cordas, mais aguda será a altura do som. O comprimento das cordas também influi na altura, o som será mais grave si as cordas forem mais compridas... Há uma modificação do comprimento, aproximação e tensão de suas cordas vocais, feitas por intermédio da ação do mecanismo nervoso e muscular" (Cardoso, 1937, p. 530).

por meio de uma boa recepção, sinais psicológicos e culturais indesejáveis poderiam ser detectados e eliminados, ao mesmo tempo que incutido, nos ouvintes, um padrão sonoro asséptico, disciplinador e nacionalizador.

Daí as atenções e preocupações educativas presentes na *sadia* utilização do rádio e do cinema na escola, recursos em expansão no Brasil nos anos 1930 e 1940.

A respeito da altura dos sons, era conhecido que, embora fosse produzida pela freqüência e forma com que as cordas vocais vibravam, psicologicamente ouvimos a altura musical e não suas vibrações. Ou seja, o ouvido transmite as vibrações por meio dos nervos sensoriais ao cérebro, este nos dá a sensação de som.

Em relação às diferenças de altura dos sons perceptíveis pelo sistema auditivo normal de um indivíduo jovem, existiam experiências que fixaram, como limite superior da audição tonal, um som de 30 mil a 45 mil vibrações (considerava-se que esse limite sofria alterações com a idade): "Uma pessoa que aos 16 anos tem seu limite superior da altura nivelando entre 30 mil d.v., atingindo a idade de 60 anos terá provavelmente seu limite reduzido a 15 mil d.v." (Cardoso, 1937, p. 540).

Importa notar que alguns dos conceitos sob os quais compreendemos a aquisição e o desenvolvimento da linguagem e da audição, bem como a distinção entre seu estado normal e patológico, em vez de ter sido elaborados após a institucionalização acadêmica da fonoaudiologia, foram determinantes para o avanço do processo que culminou na criação dos seus primeiros cursos universitários. Portanto, muitos dos conhecimentos que caracterizam a especificidade da fonoaudiologia são equivocadamente apontados como produzidos em decorrência da configuração acadêmica dessa profissão.

Do mesmo modo que, desde o início do século XX, o discurso técnico-científico teve como seu principal objetivo obscurecer e afastar as razões socioculturais envolvidas com a padronização/ normalização da língua, a insistência em priorizar o conhecimento acadêmico científico como o único instituinte da fonoaudiologia significa incorrer na mesma distorção. Ou seja, reduzir a prática fonoaudiológica a um caráter técnico-especializado.

Um novo campo para a ciência: o especialista dos erros da palavra e da higienização do som

Por meio da descrição dos mecanismos e das etapas de aquisição da fala normal, esforços foram gastos para diagnosticar vícios, desvios e/ou distúrbios da comunicação. Além do diagnóstico, procedimentos e técnicas passaram a ser desenvolvidos e utilizados para a eliminação de tais distúrbios no contexto educacional. Isso levou alguns professores a alterar paulatinamente seu papel de educadores para especialistas dos erros das palavras.

Os chamados *defeitos da fala* foram, de forma geral, agrupados e classificados de acordo com variações de estrutura e/ou de funcionamento dos órgãos e/ou mecanismos envolvidos com a produção da fala e da audição. O enfoque diagnóstico, baseado no exame do corpo e de seu funcionamento, que adquiriu força naquele período, esteve sustentado nos princípios que nortearam o processo de industrialização no país. A visão de que a mecanização das formas de produção era o meio de modernizar e aumentar a produtividade nas *fábricas* incluía não só o aperfeiçoamento dos instrumentos materiais de produção, como a mecanização do próprio trabalhador.

Sob esse enfoque mecanicista, a linguagem passou a ser concebida como *um sistema fechado, estável e imutável*, sendo assim distanciada de suas singularidades e significações. Essa concepção pressupunha uma representação unificada, homogênea e neutra da língua, contrapondo a definição da língua como prática social (Bakhtin, 1986, p. 17).

Nessa perspectiva, para fazer um diagnóstico da linguagem patológica eram adotados recursos científicos que permitissem descrevê-la e categorizá-la como língua-objeto. Miranda & Reis consideravam que alterações numa das partes do mecanismo da emissão – o "elemento motor" (pulmão), o "elemento vibrador" (laringe) e a "caixa de ressonância formada por cavidades" (faringe, boca e nariz) – eram responsáveis por perturbações da voz. Diagnosticadas como "dislalias" e "disfonias", as primeiras como distúrbios relativos à articulação e as últimas ao som, essas alterações eram classificadas em orgânicas e funcionais.

As dislalias, avaliadas como distúrbios relativos à motricidade, resultantes de "perturbações da tonicidade e da sinergia do aparelho muscular vocal", eram apontadas como decorrentes de uma "má posição ou de um falso movimento dos órgãos fonoarticulatórios", podendo "determinar a substituição, a deformação ou a supressão de uma ou de muitas consoantes". Por exemplo: "pompa (bomba); vem (bem); tamem (também); tadeira (ladeira); tachôlo (cachorro); telo (quero); tafé (café); Zozé (José); omitar (vomitar); chéo (céu); animar (animal); arma (alma) etc." (Miranda; Reis, 1937, p. 220).

Outras dislalias, como a *balbuciência*, o *tatareio* e a *gaguez*, eram conhecidas como resultantes de perturbações da *prolação* e do *ritmo*. A balbuciência consistia na dificuldade de falar por falta de "clareza no pensamento" (ibidem); o tatareio no defeito dos que ao pronunciar as palavras subtraem partes; e a gaguez num distúrbio manifesto por alterações do tônus muscular que comprometiam o funcionamento automático dos órgãos da respiração e da palavra.

Os distúrbios relativos ao som eram representados por uma *variedade de disfonias*. Dentre elas, a afonia, provocada por abusos da voz, era verificada em crianças que faziam o uso imoderado da voz e em profissionais que "têm a voz como seu ganha-pão", apontando para o "estigma profissional dos nódulos nas cordas vocais" (ibidem). Já as disfonias causadas por distúrbios na ressonância foram apresentadas, pelos autores, como relacionadas às cavidades ressonadoras: boca, nariz e faringe. A predominância do ressonador nasal trazia como conseqüências a voz anasalada, a rinolalia, o nasalamento.

As rinolalias, por sua vez, eram classificadas como abertas ou fechadas, conforme o ressonador nasal estivesse ou não em comunicação com a cavidade oral. O ponto onde se instalava o obstáculo à ressonância era considerado de suma importância. Quando o obstáculo estava localizado na parte anterior das fossas nasais, verificava-se a voz fanhosa ou de polichinelo; quando na parte posterior, verificava-se a dita fala bucal; por último, a localização da ressonância vocal na parte baixa da faringe resultava na guturalidade e na rouquidão.

Para a realização do diagnóstico/classificação da voz eram apontados não só a necessidade de avaliar o funcionamento do aparelho fonador e seus possíveis defeitos, como o "controle vocal" de cada indivíduo. Esse, determinado pelo controle de altura e intensidade do som, era testado com o uso do tonoscópio, aparelho que "mostra, por meio de uma disposição elétrica, a altura exata do som no momento em que é produzido, tanto que a altura pode ser lida e registrada imediatamente" (Cardoso, 1937, p. 533).

O tonoscópio, ao mesmo tempo que permitia um diagnóstico apurado da qualidade e do controle vocal, era utilizado para educação/reabilitação da voz: "O indivíduo treinando sua voz com o auxílio da vista pode identificar o erro e evidenciar as falhas que de outro modo permaneceriam irreconhecíveis" (ibidem, p. 534).

A higienização da língua dependia não só da purificação da fala, mas, fundamentalmente, da audição perfeita dos sons, uma vez que a partir dela os vícios e defeitos da língua poderiam ser localizados e rejeitados; conseqüentemente, introjetado e recebido o padrão de língua a ser seguido.

Com a finalidade de avaliar a capacidade de os indivíduos "ouvirem" a língua/fala/som, foram criados e/ou aproveitados alguns recursos técnicos. O diapasão, definido como um instrumento acústico capaz de produzir pureza e constância de altura, era usado para medir a discriminação da altura dos sons. A técnica de aplicação do diapasão consistia em tocar sucessivamente dois diapasões, um de 435 d.v. e outro numa freqüência distinta. Em seguida, era pedido ao paciente que dissesse se o segundo som era mais agudo ou mais grave que o primeiro, e anotado o número de acertos e erros, resultando no diagnóstico (ibidem, p. 543).

Já para avaliar a "percepção da força dos sons", ou seja, de sua intensidade, dois aspectos deveriam ser examinados:

> Primeiro: a acuidade, ou habilidade da audição, que medimos em termos do som audível mais fraco. Segundo: a habilidade que tem o educando para ouvir as diferenças de intensidade dos sons, que medimos em termos de menos diferença perceptível. (Ibidem)[11]

---

11. Referente ao aspecto fisiológico existiam divergências em relação à discriminação da altura dos sons. Tais divergências apoiavam-se em duas teorias: na da "harpa" e na do "telefone". Os adeptos da primeira teoria acreditavam que existia um mecanismo no ouvido capaz de diferenciar a altura dos sons. Os outros afirmavam que tal diferenciação se dava no cérebro.

Adotando parâmetros estatísticos era possível, pelo audiômetro,[12] medir a acuidade auditiva ou "limiar da audição". A técnica para sua utilização consistia em:

> A pessoa submetida a este teste conserva o auscultador no ouvido ao ser examinado. O examinador aperta um botão nos intervalos dispostos regularmente no audiômetro, varia a força do som deslizando um comutador sobre os *stops* do aparelho. Começa com o som que é ouvido com toda a facilidade e continua para baixo até que a pessoa deixe de ouvir algum som. Este é repetido diversas vezes, e o último som que foi ouvido será registrado como limiar de audição. Do registro obtemos a média, a variação média e outros processos estatísticos. (Cardoso, 1937, p. 544)

Devido à teoria da harpa acreditava-se que a audição dos sons e os distúrbios auditivos estavam relacionados à estrutura do ouvido, ou seja, do condutor externo até a repercussão final nas células auditivas:

> A sensibilidade do som, a sensibilidade do caráter do som e a sensibilidade das diferenças no ruído do som podem ser modifi-

---

12. A propósito de sua estrutura e de seu funcionamento, o audiômetro se define como um aparelho que "possui uma disposição elétrica que torna possível elevar ou diminuir o som rapidamente. O som é produzido no auscultador pelo funcionamento de certas engrenagens localizadas no interior do aparelho. De acordo com a velocidade de uma roda dentada, a altura do som varia. Essa variação é medida por um velocímetro elétrico. Graduando-se a velocidade do motor que impulsiona a roda dentada, o som se eleva do mais grave até o mais agudo, com a rapidez que desejarmos. A intensidade dos sons varia por meio de uma disposição existente no referido aparelho" (Cardoso, 1937, p. 547).

cadas por inúmeras causas como, por exemplo: perturbação na membrana timpânica, nos ossos do ouvido médio, nos canais auditivos, nas cavidades que circundam o ouvido médio. Nessas partes os distúrbios podem ser pela má formação das estruturas em qualquer das partes acessórias da membrana, ainda estes distúrbios podem ser hereditários e resultantes de moléstias como sarampo, a pneumonia, a varíola, e outras mais. (Ibidem, p. 543)

Ainda referente à discriminação dos sons, considerava-se que havia um grande número de mecanismos que permitiam ao sistema auditivo reagir de modo diferente às freqüências vibratórias. O sentido vibratório e auditivo do som já era diferenciado:

No appareho de audição, há o conduto auditivo que vai até ao tympano e cuja superfície é maior do que a superfície de transmissão auditiva [...] Num dado momento, o systema tympanico deixa de funccionar e a transmissão se faz por meio das vibrações que attingem uma cadeia de ossinhos no tympano, também podem existir inclusões que tiram a essa membrana toda a sua flexibilidade e, nesses casos, a transmissão se faz por via ossea. Isso quer dizer que há um apparelho de reforço que especifica as frequências tonaes ou vibratórias. (Pinto, 1927b, p. 22)

Outro aspecto a ser analisado acerca da recepção e discriminação do som é que, se esses mecanismos estavam relacionados à possibilidade de o indivíduo receber o padrão correto de língua, a precisão em ouvir era associada ao senso de tempo e ritmo. Por essa razão, a audição foi considerada uma das condições para que o indivíduo pudesse, ao distinguir a duração e o ritmo dos intervalos como de minutos e horas, trabalhar na linha de produção de maneira eficiente e produtiva. A citação que segue deixa claro como "o senso de tempo" passou a ter um papel importante na seleção profissional, desde os anos 1920:

A pessoa que tiver um senso de tempo defeituoso será fatalmente um mau dançarino, infeliz em exercícios militares, e incapaz de exercer profissões em que o senso de tempo seja o fator capital. (Cardoso, 1937, p. 549)

Os indivíduos desprovidos de uma perfeita "audição do tempo", identificados como prejudiciais ao funcionamento das atividades fabris, deveriam ser submetidos a reabilitação desse sentido, à medida que:

> Quasi que a totalidade das fábricas, oficinas mecânicas, oficinas tipográficas utilizam máquinas movidas a eletricidade. Muitas vezes essas máquinas possantes e perigosas, onde grande número de engrenagens funciona rapidamente, são entregues a indivíduos que não possuem bom senso de tempo. (Ibidem)

Associada aos distúrbios da audição que comprometiam a noção de tempo dos trabalhadores, a perda da audição era descrita como um dos "problemas de mais alta benemerência social" (Assis, 1941, p. 426). A surdez era tida como uma afecção que colocava o indivíduo à margem da vida, "retardando-o intelectualmente", modificando seu caráter e impedindo-o de receber os valores morais e patrióticos imprescindíveis para a construção do cidadão disciplinado.

Embora a surdez fosse definida como "irremeadiabilidade do mal", por ser incurável ou de difícil tratamento, encontramos anunciada a necessidade de fixar medidas para sua prevenção/reabilitação. Tal necessidade estava pautada pelo argumento de que essa doença "envolvia a alma humana no manto negro do silêncio, a imagem simbólica do nada", o que fazia do surdo um "infeliz mutilado", isolado do meio ambiente e "privado do intercâmbio necessário entre o homem e seu hábitat" (ibidem).

O caminho apontado para o tratamento e/ou combate à surdez era a profilaxia que, tendo como sua principal arma a higiene, deveria combater essa doença nos focos principais de sua atividade cuja causa determinante era resumida "em uma só palavra: a degenerescência" (ibidem, p. 428).

A surdez, atrelada à idéia da degenerescência, passou a ser inserida no rol dos males que faziam da sociedade brasileira uma sociedade desintegrada e doente. Dessa forma, os distúrbios da audição, assim como os da fala, estavam explicitamente vinculados à origem social e econômica de determinados grupos.

Se, por um lado, já era sabido que a surdez podia ser congênita ou adquirida, e que em relação à surdez congênita fatores sociais eram preponderantes na etiologia dessa doença, o que poderia levar a um entendimento menos organicista do problema; por outro, pudemos perceber que a consideração de aspectos sociais assumiu um caráter moralista e discriminatório. Mais uma vez o social foi tratado como contextos nos quais deveriam ser isolados e eliminados os focos de doença.

A identificação do alcoolismo, da sífilis, da tuberculose, da consangüinidade, ou seja, da "hereditariedade mórbida" (ibidem), como problemas articulados aos distúrbios da audição/surdez, reproduzia uma visão dicotomizada e simplista da realidade social. Ao restringir os determinantes sociais envolvidos com tais problemas à identificação e ao tratamento dos focos de contaminação e sujeitos doentes, tal perspectiva instituiu uma lógica segregacionista entre os ouvintes e os surdos; enfim, entre os normais e os patológicos.

Nessa perspectiva, para o tratamento da surdez congênita e adquirida era recomendado que a profilaxia fosse exercida o mais precocemente possível, de preferência na vida intra-uterina. No primeiro caso, o "uso de certos medicamentos", "traumatismos uterinos, de natureza meningítica", a ligação de "noivos por laços de consangüinidade", "o hábito do fumo das senhoras", entre outros fatores, eram apresentados como prejudiciais ao órgão auditivo (ibidem, p. 429).

Baseada nessa argumentação, foi aprovada uma moção elaborada na Semana de Otorrino-neuro-oculística, realizada em 1926, pela Sociedade de Medicina e Cirurgia de São Paulo. Essa dirigia-se aos poderes públicos em nome da necessidade de "providenciar, de modo a ser incluído em nossa legislação, o exame pré-nupcial", como o "mais eficaz meio de evitar o nascimento de indivíduos surdo-mudos" (ibidem).

Em relação à surdez adquirida provocada por:

- resfriado, "inimigo mortal do ouvido",[13] uma vez que é um fator de alta percentagem na oclusão das otites;
- hipertrofia de amígdalas e vegetações adenóides, influentes sobre as perdas e as lesões auditivas;[14]
- sarampo, escarlatina, tifo e difteria, ou seja, moléstias infecciosas que por afetarem a primeira infância eram de responsabilidade da "Inspeção Médica Escolar";
- traumatismos mecânicos ou sonoros considerados como elementos que expunham o ouvido a "graves desordens auditivas", em relação aos quais especialistas solicitavam do governo "providências enérgicas sobre a Campanha contra o Ruído". (Assis, 1941, p. 435)

---

13. "A otite, evoluindo muitas vezes de maneira subreptida, acarreta um catarro da trompa de Eustáquio, que mal tratado no infido consiste o primeiro degrau, pelo qual progressivamente vai o indivíduo subindo a escada da hipoacusia" (Assis, 1941, p. 430).

14. A cirurgia era indicada como a melhor forma de evitar grande parte destas lesões auditivas; "estas operações não são só profiláticas, como muitas vezes exercem ação curativa sobre a surdez das crianças" (Assis, 1941, p. 431).

as providências profiláticas eram apresentadas como decisivas, especialmente na idade escolar. A idéia de que esse período era propício para a realização de triagens e o desenvolvimento de medidas profiláticas consolidava a obrigatoriedade do ensino público para as crianças de sete anos:

> A idade escolar é o centro para o qual devem convergir todos os esforços sanitaristas, pois é nela que se desenvolvem, preferencialmente, as causas determinantes de uma futura surdez, e é nela somente que, com eficiência, a profilaxia produz os seus mais brilhantes resultados. (Ibidem, p. 430)

Quanto aos distúrbios articulatórios, identificados como distorções "apegadas" especialmente a certos fonemas, mais uma vez o espaço escolar foi privilegiado para detectar "precocemente" os vícios provocados pelas variações dialetais. Nessas, as alterações das vogais eram explicadas pelo:

> fechamento das finais surdas (como se dá de São Paulo ao Rio Grande do Sul), ex.: grandê, livrô, em vez de grandi, livru;
> a abertura de vogais protônicas, não sendo em diminutivos (como se faz no Norte), ex.: còlégiu em vez de culégiu – colégio.

No caso das consoantes, os vícios referiam-se a: "o sibilismo, que é exagero do s, x e z, finais do s e do x interiores diante de surda (pronúncia das melindrosas)" (Nascentes, 1935, p. 91).

Um quadro de sintomas, que assinalavam para eventuais distúrbios articulatórios, foi descrito com o intuito de auxiliar profissionais que atuavam com os desviantes:

- o chiamento – pronúncia demasiadamente arrastada do s e do x;
- o dentalismo – substituição de uma dental por uma gutural;

- o pararrotacismo – troca do r por outro fonema;
- o labdismo – troca do l por outro fonema;
- o rolamento – prolongamento demasiado do r e do l finais ou a transformação do r vibrante em r uvular;
- a vocalização do l velar;
- a palatização – confusão entre uma consoante seguida da semivogal i e a mesma consoante molhada;
- a despalatização – ausência de molhamento do l e do n;
- o mitacismo – troca das bilabiais entre si;
- a supressão de consonantais;
- a metatese – mudança do lugar das consonantais;
- a assimilação – tendência de igualar fonemas;
- a disseminação – tendência de diferenciar fonemas;
- fazer plosivos fonemas implosivos;
- dar valor de ressonância nasal ao alveolar final. (Ibidem, p. 91-5)

Uma vez que o "elevado número e a larga variedade de distúrbios" passaram a ser explicados não só pelo fato de as línguas estrangeiras invadirem "as nossas divisas, sob todas as modalidades, acarretando para a língua pátria toda sorte de vícios e defeitos" (Miranda; Reis, 1937, p. 213), mas também em razão da "intricada e complexa fisiologia da fala", o médico passou a ter papel importante no diagnóstico dos seus distúrbios. Tornou-se imprescindível, para tal diagnóstico, um "acurado exame de um por um de todos os órgãos" (ibidem, p. 221) que pudessem comprometer a voz falada.

Era crença, ainda, que muitos dos exames e testes para diagnosticar tais distúrbios eram "especializadíssimos" e, portanto, a tarefa não podia "cingir-se a um único profissional, e, sim, a alguns profissionais especializados" (ibidem).

Por essa razão, classificações e descrições foram organizadas, por exemplo, por filólogos, como por José Oiticica, que, segundo Nascentes, foi o primeiro em sua área a tratar do assunto. Oiticica, em 1916, definiu os distúrbios da linguagem como vícios fonéticos "remediáveis e irremediáveis". A classe dos irremediáveis era composta pelos defeitos que não seriam resolvidos espontaneamente; enfim, sua cura e/ou eliminação dependia de tratamentos especializados. Dentre esses, encontravam-se:

> vícios de lesão do aparelho nervoso: afonia, monotonia, diftongia, mogifonia, afasia, bradifasia, *tumultus sermonis*, falsete (considerou a gagueira, o balbucio, o tatibitate casos de disartria), e vícios por lesão do aparelho vocálico: monotonia, fanhosidade, rouquidão crônica, fefeismo, mordente. (Nascentes, 1935, p. 88)

A idéia da necessidade de tratamento especializado para a superação de tais distúrbios aparece explicitada na forma como o autor os classificou. A necessidade de uma abordagem sistemática e especializada para a correção dos erros da palavra foi apontada por outros autores como imprescindível.

Sob uma perspectiva organicista, a avaliação dos vícios e distúrbios da fala deveria seguir a seguinte lógica:

> Primeiro passo, boa terapêutica só com perfeito diagnóstico; perfeito diagnóstico só com acurado exame. Partindo deste princípio básico em medicina, o médico terá que observar, pesquisar, indagar, esmiuçar e examinar o mais perfeitamente possível os menores detalhes que lhe sejam apresentados pelo paciente que está sendo objeto de suas cogitações... (Miranda; Reis, 1937, p. 246)

Chegando a um diagnóstico, era necessário definir o encaminhamento terapêutico: "como remover o vício ou defeito? As lesões podem localizar-se em variados aspectos..." (ibidem, p. 247); sendo assim, a remoção dos distúrbios da fala consistia em tratamento de ordem:

I. Cirúrgica: amigdaletomia, extirpação de pólipos, correção dos desvios de septo nasal, punções do sinus; ou seja, uma série de intervenções cirúrgicas, uma vez que era apontado como necessário "arrancar" determinada parte ou conjunto do mecanismo do produto da voz para corrigi-la.
II. Médica: aplicações de anticéticos, tratamentos locais etc.
III. Fisioterápica: aplicações elétricas, banhos de luz, ginásticas reeducadoras, jogos reeducativos etc.
IV. Processos corretivos de ordem pedagógica: reeducação da fala mediante medidas terapêuticas. (Ibidem, p. 246)

Seguindo esse protocolo, considerado de cunho científico, acreditava-se que:

> resolvida a parte médica do problema, eis a parte pedagógica a reclamar cuidados. Não basta ser removida ou medida a lesão: é preciso ser restaurada a funcionalidade e, por conseguinte, devem ocorrer em auxílio deste os professores de califasia, ortofonia e ginástica respiratória. (Ibidem, p. 221)

Nessa linha de raciocínio, foi possível apreender alguns procedimentos denominados como fisioterápicos e corretivos de ordem pedagógica. No trabalho de Nascentes, apesar de terem sido apresentadas outras categorias de distúrbios, a gagueira e a fanhosidade consistiam nos vícios mais observados e com maior detalhamento de procedimentos destinados à cura deles.[15]

---

15. "Na gagueira é preciso sobretudo tratar do aparelho respiratório. São muitos os exercícios aconselháveis de ginástica respiratória. 1º - pôr as mãos nas cadeiras e fazer largas inspirações; 2º - esticar os braços para frente, virar as mãos de costas uma para a outra, pôr os braços em cruz ao inspirar e deixá-los cair ao longo do corpo ao expirar" (Nascentes, 1935, p. 89).

Para o tratamento da fanhosidade, considerada decorrente de um mal "funcionamento do véo palatino", era indicado que o paciente fosse submetido a exercícios durante um longo período, com o objetivo de realizar uma movimentação contínua da estrutura comprometida, como: "soprar em cornetas, apagar velas com o sopro a distâncias cada vez maiores" (Nascentes, 1935, p. 91).

Embora Nascentes, como outros autores, não tenha explicitado quais profissionais deveriam realizar a reabilitação/cura da fala, pode-se apreender a identificação de tal tratamento como de reeducação associada à prática pedagógica. É importante perceber que tal identificação só foi possível em vista do papel higienizador que a escola vinha desempenhando, naquele período, influenciada pelos preceitos médico-sanitaristas.

Mesmo marcada, contudo, por uma forte identificação com os procedimentos pedagógicos, a "terapia da palavra" ganhou especificidade. Isso permitiu que ela se desenvolvesse fora do universo escolar. Era o exemplo do trabalho com pacientes que sofreram uma laringectomia completa; nesses casos, o terapeuta poderia adotar os seguintes procedimentos:

1. Ensinar ao "doente" o uso de uma cânula de laringectomia.
2. Ensiná-lo a falar com o esôfago.

A primeira abordagem pressupunha que o terapeuta ensinasse ao paciente o método de instrucção:

(1) "Respiração. Ordena-se ao doente que respire comodamente e expire o mais lenta e continuadamente possível.
(2) Utiliza-se a cânula e o doente repete o exercício, sentindo as vibrações na boca e regulando a respiração, até que obtenha um volume de som satisfatório",
(3) Articulação: "exercícios para a mobilidade e controle da língua e lábios são seguidos pela prática de vogais e consoantes. Estas

estudam-se num espelho, mantendo na boca um pedaço de tubo de borracha, que correspondia exactamente à boquilha da cânula (b) com a própria cânula. Simples palavras monossílabas são seguidas por frases curtas que devem pronunciar-se pausadamente" (Badcoce, 1943, p. 306).

Para ensinar ao paciente a "palavra esofágica", "ordena-se ao doente que feche a boca e que contraia os músculos supra e infratiróideos, fixando assim, empurrando para diante e abrindo o esfíncter superior do esôfago, a que ficaram unidos os músculos. O ar passa no interior da parte superior do esôfago, permanece ali durante curto tempo e expulsa-se à vontade com a boca entreaberta. O som produz-se variando a tensão do esfíncter e modifica-se até emitir a palavra, mediante os órgãos acessórios de articulação". (Ibidem)

Nota-se que procedimentos clínicos para o tratamento de pessoas que necessitassem aprender a "fala esofágica" já estavam sistematizados e descritos no início da década de 1940.

Assim como esses, outros conhecimentos teórico-práticos apresentados no transcorrer de nosso estudo, embora tratados por muitos fonoaudiólogos como originais e/ou fruto de descobertas atuais, estavam em processo de constituição há pelo menos três décadas antes da criação dos primeiros cursos acadêmicos de fonoaudiologia.

A análise acerca das condições histórico-sociais que determinaram a formulação de tais procedimentos visou compreender *em nome do que e de que forma* eles foram elaborados. Não se pretende, em nenhum momento, questionar a importância e a validade que esses tiveram e continuam tendo no tratamento de indivíduos com problemas de linguagem. Grande parte desses procedimentos clínicos, voltados para diagnóstico e reabilitação, são imprescindíveis, embora não suficientes, para que a terapia fonoaudiológica contribua de forma significativa no processo de constituição da linguagem dos indivíduos com quem atua.

Por meio da análise das dimensões históricas da configuração da fonoaudiologia, contudo, foi possível apreender que os conhecimentos e práticas voltados para o tratamento dos portadores de distúrbios da comunicação não foram elaborados apenas em razão de avanços científicos, tampouco o acúmulo desses determinou o surgimento desta nova especialidade.

A fonoaudiologia originou-se, como forma de intervenção social, com o objetivo de superar diferenças de linguagem de determinados grupos sociais *em nome* da unidade e do progresso nacional. Medidas de normalização e padronização da língua foram impostas e sustentadas por um discurso moralizador. A difusão de tal discurso, em vez de apresentar-se como uma possibilidade para que os indivíduos adquirissem autonomia e consciência *por meio de* e *nas* suas linguagens, acabou por imprimir a segregação e a inferiorização dos chamados desviantes.

Pré-história ou história?

Ainda acerca da representação que atrela o início da história da fonoaudiologia à criação dos seus cursos universitários, importa dizer que tal perspectiva nos remete à visão de história transmitida tradicionalmente nos bancos escolares que, com base na concepção racional-positivista, atribui à memória oficial sua única versão possível. Como verdade neutra e acabada, nos foi ensinado ser imprescindível para o entendimento da história que ela fosse dividida e categorizada hierarquicamente em estágios de desenvolvimento uniformes e sucessivos.

Essa evolução contínua de acontecimentos, organizados numa seqüência de longos períodos desarticulados, os quais se apresentavam aos nossos olhos como fatos mortos e estéreis, Benjamin (1987a, p. 231) identificou como "historicismo" – abordagem que se contenta "em estabelecer um nexo causal entre vários momentos da história", utilizando a "massa de fatos, para com eles preencher o tempo homogêneo e vazio". Nas reflexões desse filósofo, que vivenciou o totalitarismo alemão, esses pressupostos, que muitas vezes levam ao afastamento e à perda de significado da articulação entre passado, presente e futuro, devem ser questionados.

Interessou para este trabalho apreender criticamente a maneira pela qual o *historicismo* influenciou a classificação da história da humanidade em vastas unidades e em grandes blocos, descrevendo a pré-história e a história como contextos distintos. É importante ter presente que, para orientar essa separação, foi utilizado o advento da escrita como um divisor de águas.

A lógica linear e progressiva da história, apesar de parecer distante, nos permite compreender o estranhamento de fonoaudiólogos e outros profissionais ao desconsiderarem a procedência e a necessidade de analisarmos os caminhos da fonoaudiologia anteriormente à criação de seus primeiros cursos universitários. A visão de que a fonoaudiologia teve início a partir do momento em que estruturou academicamente seu conhecimento e seu registro reproduz a abordagem reducionista dos historiadores na divisão que estabelecem entre pré-história e história.

Chamamos a atenção para a necessidade de historiadores e fonoaudiólogos questionarem os marcos fundantes de seus campos de ação. Se o *domínio da escrita*, como capacidade de os homens produzirem e registrarem sua história de uma forma até então *inexistente*, serviu de marco para o início de uma história oficial, pressupostos que fundamentam essa postura levam fonoaudiólogos a desconsiderar ou secundarizar acontecimentos que antecederam a institucionalização acadêmica dessa profissão, denominando-os como pertinentes à *pré-história da fonoaudiologia*. A exemplo de historiadores, fonoaudiólogos também elegeram o *registro escrito* como uma condição superior e necessária para o reconhecimento do início de sua história.

O emprego da escrita como marco fundamental nos remete, em ambos os casos, a problemas técnico-metodológicos, como as questões de poder; são os que se relacionam diretamente ao trabalho terapêutico fonoaudiológico que nos interessa discutir.

Há, em primeiro lugar, de se questionar o conceito e o uso que estão sendo atribuídos ao registro escrito. A noção de que a escrita é capaz de cindir e ao mesmo tempo iniciar a história da humanidade ou, que seja, da fonoaudiologia, é uma forma de desqualificar e marginalizar não só o sentido das outras modalidades de linguagem, de comunicação, de registro, como dos sujeitos narradores. Se, nos esquemas cronológicos tradicionais, o advento da escrita constituiu o marco convencional do princípio da história, dentre as várias formas de expressão e de linguagem, também foi eleita pelos fonoaudiólogos como o ponto de partida da fonoaudiologia. Trata-se do registro escrito de linguagem/conhecimento produzidos pelo poder constituído, por um povo, ou por um grupo de fonoaudiólogos, por meio da noção de que alguns homens, dotados de uma superioridade em relação aos seus ancestrais, ou pares, tivessem, não só iniciado, como dominado a história e a prática fonoaudiológica. Cabe ressaltar que, nas duas situações, não se trata de priorizar nenhuma linguagem, mas aquela que se identifica como instituinte de um *discurso competente* e de *uma só história*:

> O discurso competente confunde-se, pois, com a linguagem institucionalmente permitida e autorizada, isto é, com um discurso no qual os interlocutores já foram previamente reconhecidos como tendo direito de falar e ouvir, no qual os lugares e as circunstâncias já foram predeterminados para que seja permitido falar e ouvir, enfim, no qual o conteúdo e forma já foram autorizados segundo os cânones da esfera de sua própria competência. (Chauí, 1982, p. 7)

É preciso notar que a escrita, desde o seu surgimento, esteve sob o controle de uma minoria. Esta sempre deteve em suas mãos o poder de eleger – em nome de uma pretensa competência e em detrimento da maioria – meios de atender a seus interesses particulares, incluindo o de escrever sua história como se fosse a história de todos. Dessa forma, a utilização da modalidade escrita da linguagem para registrar fatos não representou uma evolução por parte da humanidade, ou um sinal de potencial mais elevado.

Ao considerarmos que a sociedade moderna é uma sociedade letrada, na qual se difunde um discurso de supervalorização de uma escrita e de uma linguagem, subjacente à desqualificação da oralidade, fica a questão: *Se a condição de constituir-se em leitor e escritor está longe de ser oferecida à maioria da população, como e por quem têm sido registradas tantas histórias?*

Ao ser tratada como elemento discriminatório e classificatório, também pelos fonoaudiólogos, a escrita oficializada acabou sobrepondo-se a outras formas de expressão e registro, impossibilitando o reconhecimento da articulação de discursos não-acadêmicos em torno das práticas voltadas ao tratamento da linguagem elaborados anteriormente à institucionalização da formação dos fonoaudiólogos.

Com este estudo, pretende-se redimensionar e ultrapassar as dicotomias que dispõem em lados opostos a pré-história e a história, os caracteres oficialmente socializados e outros sinais, a escrita e a oralidade. Não se trata de recusá-las indiscriminadamente, mas de compreender que não se fizeram nem se justificam por si mesmas, pois são fruto de uma construção histórico-social cujas regras devem ser conhecidas. Algumas questões suscitadas por este trabalho têm sacudido a quietude com a qual aceitamos, sem saber por quê, as inúmeras formas e os critérios a partir dos quais classificamos e discriminamos as pessoas e a realidade.

As questões que seguem nos remetem à articulação que fomos estabelecendo entre o passado e o presente; enfim, entre as condições histórico-sociais que determinaram a formulação de práticas fonoaudiológicas nas primeiras décadas do século XX e os conflitos e as contradições que caracterizam atualmente a prática clínica fonoaudiológica.

Não temos a intenção de esgotar essas questões, tampouco de responder a elas separadamente. Pretendemos explicitar a forma pela qual as indagações que nos acompanharam, dando sentido a este trabalho, estiveram articuladas com a atuação clínica fonoaudiológica que pretendemos construir.

Sob o domínio de quem estão o registro e a narração da realidade e dos problemas de vida dos indivíduos com os quais os fonoaudiólogos atuam?

Toda e qualquer história narrada não prescinde de uma relação de interlocução, sendo um equívoco elegermos apenas um dos participantes desta relação como o único capaz de realizá-la?

Ao compactuar com a idéia de que existe um narrador ideal dentre os demais, e uma forma ideal de narrar, como os fonoaudiólogos se posicionam diante das diversas linguagens apresentadas por aqueles com quem trabalham?

A representação do terapeuta como um modelo não só é necessária como imprescindível para que o processo terapêutico fonoaudiológico se efetue. Faz parte desse processo que o paciente procure e identifique no terapeuta e, portanto, na relação que estabelece com ele, *parâmetros* para a reconstituição de sua linguagem.

Trata-se, no entanto, de um modelo que ora deve ser preenchido pelo terapeuta, ora deve permanecer vazio, uma vez que na relação terapêutica é importante garantir ao paciente o direito de se colocar conforme suas condições e limites, sem ter de se submeter, sobrepor ao *modelo/terapeuta* ou negá-lo. Sendo assim, o *modelo* não deve ser adotado como o ponto de chegada, mas como *um* ponto de partida para paciente e terapeuta. Referimo-nos a *um* modelo *possível* e não a uma norma a ser seguida.

Partindo desse pressuposto, cabe analisarmos a segurança e/ou conflito com os quais os fonoaudiólogos se confrontam, cotidianamente, ao terem refletida, em si, a imagem do narrador ideal e, conseqüentemente, daquele que possui o modelo de língua a ser usado por todos.

Recuperando o caráter político-cultural por meio do qual as práticas fonoaudiológicas, desde a sua origem, estiveram articuladas, pode-se afirmar que a construção do modelo usado pelo fonoaudiólogo esteve comprometida com interesses de grupos preocupados em fixar um padrão de língua nacional. Dessa forma, o modelo passou a ser traduzido como *padrão correto de língua* e todas as variações deste foram classificadas como distúrbios da linguagem. Por extensão, reduziu-se a figura do terapeuta à do possuidor do padrão de normalidade, e a do paciente à de anormalidade.

A concepção de modelo como instrumento classificatório acabou descaracterizando a linguagem do terapeuta, discriminando a do paciente e, por último, aprisionando a relação paciente/terapeuta. Assim, em vez de ser um referencial para que o terapeuta conheça sua condição de interlocutor e para que o paciente encontre seu caminho no processo de reconstrução de sua linguagem, o *modelo/padrão* tem historicamente se apresentado como o ideal a ser perseguido por um caminho previamente determinado.

Sem ter conhecimento das condições de vida que o levam a constituir a sua linguagem de maneira particular, o *modelo/padrão* também passa a ser imposto ao terapeuta como uma restrição. O fato de o fonoaudiólogo, em geral, não ter compreensão de que ele, tanto quanto o seu paciente, é submetido e preso a um padrão de língua faz que ele acabe se comportando como se fosse um narrador ideal.

Dessa forma, o fonoaudiólogo, ao restringir o modelo – *recurso terapêutico* – a um dispositivo de poder, passa a reconhecer nesse atributo, concebido pelas instituições acadêmicas e científicas, sua especificidade e competência. Com isso, o terapeuta esvazia o sentido do seu trabalho como o da sua própria linguagem.

É por essa razão que muitos fonoaudiólogos, sem saber em nome do quê, se vêem induzidos a filtrar e simplificar sua linguagem na relação com o paciente. Essa situação fica evidente quando o terapeuta passa a se utilizar de uma linguagem estereotipada e higienizada como meio de garantir a transmissão de um padrão correto de língua, e a cobrar que o paciente o reproduza.

Consideramos que nas variações, nos chamados erros, ou seja, na complexidade da linguagem, residem os seus significados. No entanto, desde o início do século passado, as preocupações em torno da padronização da língua estiveram a serviço de diluir e obscurecer as contradições e as razões sociais expressas nas diversas linguagens, o que nos permite entender que as tentativas de simplificação da língua pelos fonoaudiólogos, em nome de facilitar a compreensão e comunicação *do* e *com* o paciente, estão de acordo com os princípios racionalizadores que interferem nas formas de organização da sociedade. Portanto, não se referem a um recurso terapêutico neutro, mas sim a uma tendência histórica de reduzir, por meio da simplificação da linguagem e da realidade, a possibilidade de os indivíduos terem consciência das contradições e desigualdades sociais que caracterizam a sociedade brasileira.

Acreditamos que o processo terapêutico fonoaudiológico deva contribuir para que o paciente adquira autonomia no uso de sua linguagem, sem ter de negar a complexidade e o alcance que essa dimensão da realidade lhe confere.

Os pressupostos morais e éticos sobre os quais orientamos todas as nossas ações cotidianas têm como referencial os valores e a cultura do grupo ao qual pertencemos, tanto na afirmação quanto na negação desses. A constituição e a troca desses valores se dão, no grupo, pela construção social que permeia toda e qualquer relação do homem com o homem: *a linguagem*.

É pela linguagem que os sujeitos sociais, com condições de vida diferentes e desiguais, intervêm na realidade. Nessas diferenças e desigualdades residem os limites e as possibilidades de se fazerem conscientes e sujeitos de sua linguagem e história, o que torna peculiares suas experiências.

Referências bibliográficas

Fontes

ANAIS do I Congresso da Língua Nacional Cantada. Departamento de Cultura do Município de São Paulo, 1938.

ANDRADE, P. R. de. "O problema dos repetentes nas escolas primárias". In: *Anais do I Congresso Nacional de Saúde Escolar*, São Paulo, 1941, p. 563-68.

ASSIS, B. de. "A homogeneização das classes como um dos fatores da racionalização do ensino primário". *Revista Educação*, São Paulo, v. 8, n. 8, p. 71-7, 1934.

ASSIS, J. E. de P. "Profilaxia da surdez". *Revista Brasileira de Otorrinolaringologia*, São Paulo, n. 6, nov./dez. 1941.

ÁVILA, B. "O índice de cefalização na homogeneização das classes". In: *Anais do I Congresso da Saúde Escolar*, São Paulo, 1941, p. 619.

AZEVEDO, F. de. *A cultura brasileira*. São Paulo: Melhoramentos, 1958.

_____. *A educação em São Paulo* – Problemas e discussões – Inquérito para o Estado de São Paulo. São Paulo: Nacional, 1937.

_____. *Novos caminhos e novos fins*. 2.ed. São Paulo: Nacional, 1934.

BADCOCE, M. "Terapêutica da palavra em certos transtornos vocais". *Revista Brasileira de Otorrinolaringologia*, v. 11, n. 3, p. 306, mai./jun. 1943.

BARROS, M. M. *Pequena contribuição ao estudo das perturbações da palavra*. São Paulo: Empresa Gráfica da Revista Tribunas, 1937.

Branco, R. P. C. "A unidade brasileira e suas determinantes". *Revista Cultura Política*. Rio de Janeiro, Ano I, n. 2, 1941.

Budin, J. *Método da linguagem*. São Paulo: Nacional, 1949.

Cabral, M. da V. *Primeiro livro de leitura*. 23.ed. Rio de Janeiro: Livraria Jacinto, 1946, p. 88-90.

Cardoso, J. L. "Fonotografia e a fonética". In: *Anais do ICLNC*, São Paulo, 1937, p. 523.

Cardoso, J. L.; Grosmann, V. C. *Comunicação cultural na expressão verbal da criança*, Mimeografado, s.d. (época aproximada 1930), p. 90.

Cardoso, V. L. *À margem da história republicana*. Brasília: Universidade de Brasília, 1981. t. I, v. 8 (publicação original em 1928).

Castelo, M. "Radio". *Revista Cultura Política*. Rio de Janeiro, Ano II, n. 11, p. 299-301, 1942.

_____. "Peso e altura de escolares paulistas". *Revista Educação*, São Paulo, v. 13 e 14, n. 13-6, p. 96-114, 1936.

Castro, M. A. de. "Escola e hygiene". *Revista Educação,* São Paulo, v. 9, n. 2, p. 367-79, 1929.

Cesar, O. "A alphabetização das crianças anormaes". *Revista Educação*, São Paulo, v. 9, n. 2, p. 389-93, 1929.

Congresso Brasileiro de Língua Vernácula. Promovido pela Academia Brasileira de Letras, em comemoração ao Centenário de Rui Barbosa, 1949.

Couto, M. *No Brasil só há um problema nacional*: a educação do povo. Rio de Janeiro. Jornal do Comércio, 1927.

_____. "Comentários – Assistência médica aos escolares". *Revista de Medicina Laboratório Clínico*, Rio de Janeiro, 1939.

Dória, A. de S. "A Constituição e a orthographia". *Revista Educação*, São Paulo, v. 4, n. 3-4, 1933.

_____. "Formação da linguagem". *Revista Educação*, São Paulo, v. 7, n. 1, p. 15-44, 1929.

Escobar, J. R. "Histórico da instrução pública paulista". *Revista Educação*, n. 3-4, p. 158-90, 1933.

Freitas, M. A. T. de. "A Constituição de 1934 e a orthographia". *Revista Educação*, São Paulo, v. 9, n. 9, 1935.

GUEIROS, J. "Importância da unidade ortoépica da língua nacional e como assegurá-la em face das dialetações regionais". *Anais do ICLNC*, São Paulo, 1937, p. 556.

LEITE, F. E. de A. "Língua brasileira". *Revista Educação*, São Paulo, v. 4, n. 3-4, p. 92-5, 1934.

LEITE, F. F. A. "Língua brasileira". *Revista Educação*, Rio de Janeiro, v. XIII, n. 13-6, p. 93, 1939.

LEIS E DECRETOS DO ESTADO DE SÃO PAULO – 1920, Tomo III, 3.ed., Imprensa Oficial do Estado de São Paulo, p. 39.

LEIS E DECRETOS DO ESTADO DE SÃO PAULO – 1920, Tomo III. Lei 1.750, de 8.12.1920, Imprensa Oficial do Estado de São Paulo, p. 36 (art. 4º, parág. 6º).

LINTZ, A. "Exame médico-pedagógico periódico". *Anais do I Congresso Nacional de Saúde Escolar*, São Paulo, 1941, p. 104-12.

LOURENÇO FILHO. "Apresentação". *Revista Escola Nova*, São Paulo, v. I, n. 1-2, p. 83, nov./dez. 1930.

_____. "A escola nova". *Revista Educação*, São Paulo, v. 8, n. 3, p. 292-3, 1929.

_____. "Manifesto dos pioneiros da escola nova". In: *A reconstrução educacional no Brasil*. São Paulo: Nacional, 1932.

_____. *Introdução ao estudo da escola nova*. 12.ed. São Paulo: Melhoramentos, 1978.

MARCONDES, E. de P. "A nacionalização do ensino em São Paulo". *Revista Educação*, São Paulo, v. 6, n. 1, 1929.

MELLO, F. F. de. "Organização e orientação dos serviços de saúde escolar". *Anais do I Congresso de Saúde Escolar*, São Paulo, 1942, p. 72-103.

MIRANDA, N.; REIS, J. D. B. "Vícios e defeitos da fala de crianças dos parques infantis de São Paulo". *Anais do ICLNC*, São Paulo, 1937, p. 271.

NASCENTES, A. *O idioma nacional na escola secundária*. Biblioteca de Educação organizada por Lourenço Filho, v. 24. São Paulo: Melhoramentos, 1935.

PEREIRA, A. N. "O ensino da língua nacional". *Revista Cultura Política*, Rio de Janeiro, Ano I, n. 8, p. 290-3, s.d.

_____. "O ensino da língua nacional". *Revista Cultura Política*, Rio de Janeiro, Ano I, n. 7, p. 317-21, 1941.

_____. "O ensino da língua nacional". *Revista Cultura Política*, Rio de Janeiro, Ano II, n. 12, p. 263-7, 1942a.

_____. "O ensino da língua nacional". *Revista Cultura Política*, Rio de Janeiro, Ano II, n. 16, p. 359-63, 1942b.

PEIXOTO, A. *Clima e saúde*. São Paulo: Nacional, 1938.

_____. *Minha terra, minha gente*. São Paulo: Nacional, 1929.

PINTO, E. R. *Seixos rolados*. Rio de Janeiro: Machado e Cia., 1927a.

_____. *Psychologia e psychotechnica* – Publicação do Laboratório de Psychologia Experimental. Escola Normal de São Paulo. TYR Siqueira, São Paulo, 1927b, p. 22.

RAMOS, A. *A creança problema*: hygiene mental na escola primária. São Paulo: Nacional, 1939.

REVISTA DE MEDICINA LABORATÓRIO CLÍNICO. Rio de Janeiro, 1926-1957, nov./dez. 1939 e jan./fev. 1947.

REVISTA BRASILEIRA DE OTORRINOLARINGOLOGIA, São Paulo, v. II, jan./fev. 1934, n. 1; v. VI, nov./dez. 1939, n. 6; v. IX, nov./dez. 1941, n. 6; v. XI, mai./jun. 1943, n. 3.

RUDOLFER, N. da S. "O serviço de psicologia aplicada da diretoria geral de ensino". *Anais do I Congresso de Saúde Escolar*. São Paulo, 1941, p. 544-7.

SANTOS, T. M. *A arte de ler, escrever e conversar* – Psicologia e técnica da leitura da escrita e da conversação. Rio de Janeiro: Agir, 1949.

SCARAMELLI, J. *O nosso governo...* São Paulo: Zenith, 1926. p. 52-3.

SODRÉ, A. A. de A. O problema da educação nacional. *Jornal do Commercio*, Rio de Janeiro, 1926, p. 27.

VARGAS, G. "O novo espírito da constituição e do direito brasileiro". *Revista Cultura Política*, Rio de Janeiro, Ano II, n. 11, p. 7-9, 1942.

VIDAL, A. "A valorização do homem brasileiro". *Revista Cultura Política*. Rio de Janeiro, Ano II, n. 10, p. 49-57, 1941.

Obras citadas

AMORIM, A. *Fonoaudiologia geral*. 3.ed. Rio de Janeiro: Enelivros, 1982.

ANTONACCI, M. A. M. et al. "Institucionalizar ciência e tecnologia – Em torno da Fundação IDORT (SP, 1918/1931)". *Revista Brasileira de História*, São Paulo, n. 14, 1987.

_____. *A vitória da razão (?)* – O Idort e a Sociedade Paulista. São Paulo: Marco Zero/Programa Nacional do Centenário da República e Bicentenário da Inconfidência Mineira, 1993.

ARANHA, M. L. de A.; MARTINS, M. H. P. *Filosofando* – Introdução à filosofia. São Paulo: Moderna, 1986.

ARANTES, L. M. G.; RUBINO, R. "A dimensão patológica da linguagem: um apelo à investigação científica na fonoaudiologia". In: *Fonoaudiologia e linguagem*. São Paulo: Educ, 1991.

BAKHTIN, M. *Marxismo e filosofia da linguagem*. 3.ed. São Paulo: Hucitec, 1986.

BENJAMIN, W. "Magia e técnica, arte e política". In: ___. *Obras escolhidas*. 3.ed. São Paulo: Brasiliense, 1987a.

_____. "Rua de mão única". In: ___. *Obras escolhidas II*. São Paulo: Brasiliense, 1987b.

BERBERIAN, A. P. *A normatização da língua nacional* – Práticas fonoaudiológicas 1920-1940. São Paulo, 1993. Dissertação (Mestrado em Distúrbios da Comunicação) – Pontifícia Universidade Católica.

BOSI, A. et al. "Modernidade e revolução". *Novos Estudos*, São Paulo, n. 14, 1986.

BOSI, Ecléa. "Problemas ligados à cultura das classes pobres". In: VALLE, Edênio e QUEIROZ, José J. (orgs.). A cultura do povo. São Paulo: Educ, 1981.

BUENO, J. G. S. *Educação especial brasileira* – A integração/segregação do aluno diferente. São Paulo, 1991. Tese (Doutorado em Filosofia da Educação) – Pontifícia Universidade Católica.

BURKE, P.; PETER, R. (org.). *Linguagem* – Indivíduo e sociedade. São Paulo: Unesp, 1993.

CAGLIARI, Carlos. *O príncipe que virou sapo*: considerações a respeito da dificuldade de aprendizagem das crianças na alfabetização. São Paulo: Fundação Carlos Chagas, Cadernos de Pesquisa nº 55, 1985.

CAMPOS, C. M. *Controle e normalização de condutas em Santa Catarina (1930-1945)*. São Paulo, 1992. Dissertação (Mestrado em História) – Pontifícia Universidade Católica.

CAPELATO, M. H. *Os arautos do liberalismo*. Imprensa paulista 1920-1945. São Paulo: Brasiliense, 1989.

CARVALHO, A. M. M. de. *Pregadores de idéias, animadores de vontades* – Livros didáticos nos anos 1930/1940. São Paulo, 1992. Dissertação (Mestrado em História) – Pontifícia Universidade Católica.

CARVALHO, M. M. C. *A escola e a República*. São Paulo: Brasiliense, 1989.

_____. "Notas para reavaliação do movimento educacional brasileiro (1920-1930)". *Cadernos de Pesquisa*, São Paulo, v. 66, p. 4-11, ago. 1988.

_____. *Molde nacional e forma cívica*: higiene, moral e trabalho no Projeto da ABE (1924-1931). São Paulo, 1986. Tese (Doutorado em Educação) – Universidade de São Paulo.

CHAUÍ, M. "O discurso competente". In: ____. *Cultura e democracia* – O discurso competente e outras falas. São Paulo: Moderna, 1982.

CUNHA, M. C. et al. "Concepções clínicas em fonoaudiologia – Relação com a medicina e psicanálise ou será que só é possível filosofar em alemão?" *Revista Distúrbios da Comunicação*, São Paulo, v. 3, n. 1, 1989.

_____. *O espelho do mundo*: Juqueri, a história de um asilo. Rio de Janeiro: Paz e Terra, 1986.

DECCA, M. A. G. *A vida fora das fábricas* – Cotidiano operário em São Paulo, 1920-1934. São Paulo: Paz e Terra, 1987. v. 3.

DERMARTINI, Z. "A escolarização da população negra na cidade de São Paulo nas primeiras décadas do século". *Revista ANDE*, São Paulo, n. 14, 1989.

ENGUITA, M. F. *A face oculta da escola* – Educação e trabalho no capitalismo. Porto Alegre: Artes Médicas, 1989.

FANON, Frantz. *Os condenados da terra*. Rio de Janeiro: Civilização Brasileira, 1968.

FIGUEIREDO NETO, L. E. *O início da prática fonoaudiológica na cidade de São Paulo* – Seus determinantes históricos e sociais. São Paulo, 1988. Dissertação (Mestrado em Distúrbios da Comunicação) – Pontifícia Universidade Católica.

FOUCAULT, M. *Arqueologia do saber*. Rio de Janeiro: Forense Universitária, 1987.

FREIRE, R. M.; FERREIRA, L. P.; COIMBRA, L. M. V. "Como é este profissional o fonoaudiólogo". *Revista Distúrbios da Comunicação*, São Paulo, v. 3, n. 1, 1989.

GHIRALDELLI JUNIOR, P. *Educação e movimento operário*. São Paulo: Cortez; Autores Associados, 1987.

HALL, M. M.; PINHEIRO, P. S. *A classe operária no Brasil – 1889-1930*: documentos. São Paulo: Alfa Omega; Brasiliense, 1979 e 1981. v. I e II.

HARDMAN, F. F. *Nem pátria, nem patrão!* 2.ed. São Paulo: Brasiliense, 1984.

JANNUZZI, G. *A luta pela educação do deficiente mental no Brasil*. São Paulo: Cortez; Autores Associados, 1985.

LEFÈBVRE, Henri. *Lógica formal lógica dialética*. Rio de Janeiro: Civilização Brasileira, 1979.

LEMME, P. *Memórias*. Brasília: Cortez, 1988. v. 2.

LENHARO, A. *Sacralização da política*. Campinas: Papirus, 1986.

LIMA, G. Z. de. *Saúde escolar e educação*. São Paulo: Cortez, 1985.

LUIZETTO, F. V. *Presença do anarquismo no Brasil*: um estudo dos episódios literário e educacional. São Carlos, 1987. Dissertação (Mestrado em Educação) – Universidade Federal de São Carlos.

LUZ. M. *Medicina e ordem política brasileira* – Políticos e instituições de saúde 1850-1930. Rio de Janeiro: Graal, 1982.

MACHADO, R. *Da (n)ação da norma*. Medicina social e constituição da psiquiatria no Brasil. Rio de Janeiro: Graal, 1978.

MARTINS, José de Souza e FORACCHI, Marialice (orgs.). *Sociologia e sociedade*. Rio de Janeiro: LTC, 1983.

MATE, H. C. *Dimensões da educação paulista nos anos 20-40*. São Paulo, 1991. Dissertação (Mestrado em Filosofia da Educação) – Pontifícia Universidade Católica.

MAZZOTTI, T. B. *Educação popular segundo os sindicalistas revolucionários e os comunistas na primeira República*. São Paulo, 1987. Dissertação (Mestrado em Educação) – Universidade de São Paulo.

MERHY, E. E. *A saúde pública como política* – Um estudo de formuladores de políticas. São Paulo: Hucitec, 1992.

ORLANDI, E.; SOUZA, T C. C. de. *Política lingüística na América Latina*. Campinas: Pontes, 1988.

ORWELL, G. *1984*. 7.ed. São Paulo: Nacional, 1987.

RAGO, M. *Do cabaré ao lar* – A utopia da cidade disciplinar – Brasil (1890-1930). 2.ed. São Paulo: Paz e Terra, 1987.

SAVIANI, D. *Escola e democracia*. São Paulo: Cortez; Autores Associados, 1985. (Col. Polêmicas do Nosso Tempo)

SCAVALLA, B. L. *Sobre a ameaça de falar*. São Paulo, 1987. Tese (Doutorado em Psicologia da Educação) – Pontifícia Universidade Católica.

SCHWARTZMAN, S. et al. *Tempos de Capanema*. São Paulo: Edusp, 1984.

SILVA, M. A. da. "O trabalho da linguagem". *Sociedade e trabalho na história*, São Paulo, n. 11, set. 1985/fev. 1986.

STEINER, G. *Linguagem e silêncio* – Ensaios sobre a crise da palavra. São Paulo: Companhia das Letras, 1988.

SONTAG, S. *A vontade radical*. São Paulo: Companhia das Letras, 1987.

VEYNE, P. *Como se escreve a história* – Foucault revoluciona a história. Brasília: Ed. Universidade de Brasília, 1978.

WILLIANS, R. *Marxismo e literatura*. Rio de Janeiro: Zahar, 1979.

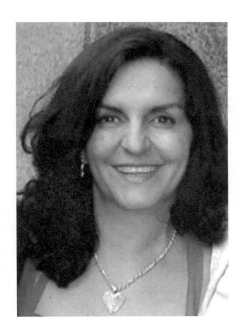

Ana Paula Berberian é fonoaudióloga, pós-doutora pelo Programa de Pós-Graduação em Letras da Universidade Federal do Paraná (UFPR); doutora em História pela Pontifícia Universidade Católica de São Paulo (PUC-SP); docente do curso de graduação em Fonoaudiologia da Universidade Tuiuti do Paraná (UTP); docente do mestrado e do doutorado em Distúrbios da Comunicação da UTP. Coordena, desde 2002, o Núcleo de Trabalho Linguagem, Surdez e Educação, constituído por pesquisadores envolvidos com a investigação de aspectos referentes à linguagem escrita e suas manifestações atípicas.

IMPRESSO NA
sumago gráfica editorial ltda
rua itauna, 789   vila maria
02111-031   são paulo sp
telefax 11 **6955 5636**
sumago@terra.com.br

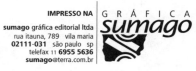

------------------------------ dobre aqui ------------------------------

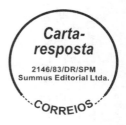

CARTA-RESPOSTA
NÃO É NECESSÁRIO SELAR

O SELO SERÁ PAGO POR

AC AVENIDA DUQUE DE CAXIAS
01214-999 São Paulo/SP

------------------------------ dobre aqui ------------------------------

plexus

CADASTRO PARA MALA-DIRETA

Recorte ou reproduza esta ficha de cadastro, envie completamente preenchida por correio ou fax, e receba informações atualizadas sobre nossos livros.

Nome: _____ Empresa: _____
Endereço: ☐ Res. ☐ Coml. _____ Bairro: _____
CEP: _____-_____ Cidade: _____ Estado: _____ Tel.: ( ) _____
Fax: ( ) _____ E-mail: _____
Profissão: _____ Professor? ☐ Sim ☐ Não Disciplina: _____ Data de nascimento: _____
Grupo étnico principal: _____

1. Você compra livros:
☐ Livrarias ☐ Feiras
☐ Telefone ☐ Correios
☐ Internet ☐ Outros. Especificar: _____

2. Onde você comprou este livro? _____

3. Você busca informações para adquirir livros:
☐ Jornais ☐ Amigos
☐ Revistas ☐ Internet
☐ Professores ☐ Outros. Especificar: _____

4. Áreas de interesse:
☐ Fonoaudiologia ☐ Terapia ocupacional
☐ Educação ☐ Corpo, Movimento, Saúde
☐ Educação Especial ☐ Psicoterapia
☐ Outros. Especificar: _____

5. Nestas áreas, alguma sugestão para novos títulos?
_____

6. Gostaria de receber o catálogo da editora? ☐ Sim ☐ Não

Indique um amigo que gostaria de receber a nossa mala-direta

Nome: _____ Empresa: _____
Endereço: ☐ Res. ☐ Coml. _____ Bairro: _____
CEP: _____-_____ Cidade: _____ Estado: _____ Tel.: ( ) _____
Fax: ( ) _____ E-mail: _____
Profissão: _____ Professor? ☐ Sim ☐ Não Disciplina: _____ Data de nascimento: _____

Plexus Editora
Rua Itapicuru, 613 7º andar 05006-000 São Paulo - SP Brasil Tel.: (11) 3872-3322 Fax: (11) 3872-7476
Internet: http://www.plexus.com.br e-mail: plexus@plexus.com.br